リハ研究
の進め方・まとめ方

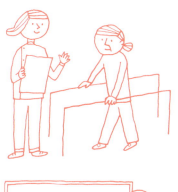
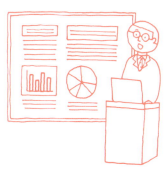
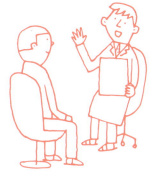
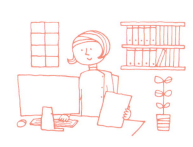
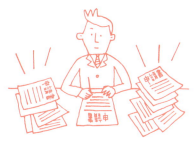
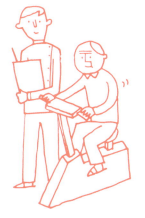

編著 志波直人

医歯薬出版株式会社

執筆者一覧

● 編集
志波　直人	久留米大学整形外科／リハビリテーションセンター	

● 執筆
稲岡　斉彦	久留米大学産学官連携推進室
井上　薫	久留米大学産学官連携戦略本部　顧問
越智　光宏	産業医科大学リハビリテーション医学講座
角間　辰之	久留米大学バイオ統計センター
北島　栄二	国際医療福祉大学福岡保健医療学部作業療法学科
神田　芳郎	久留米大学法医学講座
佐伯　覚	産業医科大学リハビリテーション医学講座
志波　直人	編集に同じ
下堂薗　恵	鹿児島大学大学院医歯学総合研究科リハビリテーション医学
新小田幸一	広島大学学術院大学院医歯薬保健学研究科
髙野　吉朗	国際医療福祉大学福岡保健医療学部理学療法学科
西　昭徳	久留米大学薬理学講座
松瀬　博夫	久留米大学病院リハビリテーション部
松元　秀次	鹿児島大学大学院医歯学総合研究科リハビリテーション医学
村上　郁磨	久留米大学産学官連携推進室

（50音順）

This book was originally published in Japanese
under the title of :

RIHAKENKYŪ-NO SUSUMEKATA MATOMEKATA
(How to Promote and Organize Rehabilitation Study)

Editor :
SHIBA, Naoto
　　Professor and Chairman,
　　Department of Orthopedic Surgery
　　Kurume University School of Medicine
　　President,
　　Kurume University Rehabilitation Center

© 2017　1st ed.

ISHIYAKU PUBLISHERS, INC.
　7-10, Honkomagome 1 chome, Bunkyo-ku,
　Tokyo　113-8612, Japan

はじめに

　昨今，リハビリテーション（以下リハ）コメディカルスタッフ数の増加に伴い，医師ばかりでなく，コメディカルスタッフによるリハ研究，研究発表が盛んになっています．一方で，研究の基本的な方法や進め方を学ぶ場や機会が少ないという現状があるのも事実です．リハコメディカルスタッフ向けのリハ研究の入門書はあまりなく，本書は研究の進め方の基本を学ぶ書籍となることを目指しました．これからリハ医学研究を始める研修医，大学院生，さらに，理学療法士，作業療法士，言語聴覚士等のコメディカルスタッフも対象となるように，リハ研究の立案から論文作成までを想定し，基礎的な内容を網羅しました．

　また，研究を指導する立場となると，日々の多忙な臨床業務の中で，研究の実施にあたって基本的な内容について確認しようとしても，なかなか周囲に聞けないことがあることも事実です．本書は，このような方たちのリマインダーとしても利用できる内容を目指しました．さらに，リハ関連職種のみならず，医療現場で働くすべてのコメディカルスタッフの方たちに広くご活用いただけるものと考えています．

　Ⅰ章は，「計画と実施―研究計画の立案から研究費獲得，実施まで」として，文献検索等情報収集の具体的な内容を含めて解説しました．Ⅱ章は，「倫理と利益相反―倫理審査委員会への書類提出と研究承認まで」として，研究の実施にあたって不可欠となった倫理と利益相反について解説しています．Ⅲ章は，「研究成果の発表―限られた時間でわかりやすいプレゼンテーションをするために」として，学会等での発表における留意点について述べるとともに，効果的なプレゼンテーション方法について解説しています．Ⅳ章は，「研究論文の作成と投稿―論文執筆の基本と投稿先の選択」として，投稿する雑誌の選択から，実際の論文作成，投稿，採択までを解説しています．さらに巻末付録では，「先輩に聞く！リハ研究の進め方Q&A」として，読者の方たちが，研究本来の楽しさを知り，やりがいを持っていただけるように，執筆者が実際に行った研究の工夫や苦労した点について，Q&A，およびフローチャート形式で紹介し，実際の研究事例を通じて理解していただけるように提示しています．

　本書が，リハ医療に携わっている，また，これから携わる多くの方たちに広くご活用いただき，研究や発表の一助となれば幸いです．

2017年5月
志波直人

Contents

I章 計画と実施
— 研究計画の立案から研究費獲得，実施まで … 1

1. 疑問を"研究"にしよう — 研究の立案 … 新小田幸一 2
2. 情報を収集しよう — 文献検索 … 髙野吉朗 11
3. 研究のアイデア・成果を守ろう — 特許の申請・取得 … 井上 薫 23
4. 研究のロードマップを立てよう — 研究計画と予算作成 … 松瀬博夫 29
5. バイオ統計学を活用しよう … 角間辰之 36
6. 研究費を獲得しよう — 研究費の申請・獲得 … 松瀬博夫 42
7. 産学連携って？ — 企業との共同研究 … 井上 薫 50
8. いざ研究を進めよう — 研究実施 … 志波直人 57

II章 倫理と利益相反
— 倫理審査委員会への書類提出と研究承認まで … 65

1. 倫理とは何か — 人を対象とした医学研究倫理について … 神田芳郎 66
2. 研究倫理を効果的に学ぼう — 倫理講習 … 稲岡斉彦 73
3. 研究の倫理的裏付けを得よう — 倫理審査 … 村上郁磨　西 昭徳 79
4. 研究の公正性，信頼性を確保するために
   — 利益相反について … 神田芳郎 89

III章 研究成果の発表
— 限られた時間でわかりやすいプレゼンテーションをするために … 95

1. 研究成果を発表しよう
   — 発表する学会の選択から演題採否通知まで … 越智光宏　佐伯 覚 96
2. 魅力的な発表，プレゼンテーションをしよう
   — プレゼン作成から学会発表・質疑応答まで … 越智光宏　佐伯 覚 102

IV章 研究論文の作成と投稿
― 論文執筆の基本と投稿先の選択 ・・・・・・・・・・・・・・・・・・・・・・・・・ **111**

1 論文の投稿先を選択しよう ・・・・・・・・・・・・ 松元秀次　下堂薗 恵　**112**
2 論文を執筆して投稿しよう ・・・・・・・・・・・・ 松元秀次　下堂薗 恵　**120**

巻末付録　先輩に聞く！リハ研究の進め方 Q&A

1 医師編 ・・・ 松元秀次　**129**
2 理学療法士編 ・・・・・・・・・・・・・・・・・・・・・・・・・・・・・・・・・・・ 髙野吉朗　**134**
3 作業療法士編 ・・・・・・・・・・・・・・・・・・・・・・・・・・・・・・・・・・・ 北島栄二　**138**

コラム

専門用語を正しく理解し，言葉を大切に使うことの重要性 ・・・・ 新小田幸一　**10**
インターネット上の情報の信頼性 ・・・・・・・・・・・・・・・・・・・・・・・・・・ 志波直人　**22**
特許取得は研究のオリジナリティーの証明 ・・・・・・・・・・・・・・・・・・ 志波直人　**28**
産学連携を推進する際に
　医療者（アカデミア）側に求められる姿勢 ・・・・・・・・・・・・・・・・・ 井上 薫　**56**
他診療科との共同研究 ・・・・・・・・・・・・・・・・・・・・・・・・・・・・・・・・・・ 志波直人　**63**
私が被験者だったら ・・・・・・・・・・・・・・・・・・・・・・・・・・・・・・・・・・・・ 村上郁磨　**88**
プレゼンの常識・マナー ・・・・・・・・・・・・・・・・・・・・・・・・・・・・・・・・・ 志波直人　**109**
なぜ論文を書くのか？いつ論文を書くのか？ ・・・・・・・・・・・・・・・・ 松元秀次　**119**
理系の人が論文を書くということ ・・・・・・・・・・・・・・・・・・・・・・・・・ 松元秀次　**128**

研究用語一覧 ・・ **vi**
索引 ・・ **144**

本編を読む前におさえておきたい 研究用語一覧

- **アウトカム** 研究において得られる結果．
- **アクセプト** 投稿した論文が掲載のため採用されること．
- **インパクトファクター（impact factor；IF）**
  ある雑誌に掲載された論文が，どれぐらい他の論文に引用されているかを示す指標．一般に，数値が高いほど影響力のある雑誌といえる．
- **インフォームド・コンセント（informed consent；IC）**
  被験者に研究内容について十分に説明をし，同意を得たうえで研究を行うという考え方．
- **横断研究** 観察研究のうち，ある時点または期間のデータを横断的に観察する研究．
- **介入研究** 介入を行ってその効果を測定する研究．
- **観察研究** データを収集し，それに基づいた解析・考察を行う研究．
- **コホート研究** 観察研究のうち，時間経過に従って観察する研究．
- **根拠に基づく医療（evidence-based medicine；EBM）**
  臨床試験の結果等，根拠となるデータに基づき行われる医療．
- **システマティック・レビュー** あるテーマについての研究報告を集め，系統的に分析したもの．
- **侵襲** 対象に対して，有害な影響を与える可能性のある医療行為．
- **対照群** 比較研究において，研究テーマとなる介入を受けない群．
- **投稿規定** 論文を投稿するにあたっての雑誌ごとのルール．字数制限，文献の記載方法等．
- **バイアス** 被験者の偏り，測定手法の精度等が原因で生じてしまう統計的な誤差．
- **非ランダム化比較試験** 比較研究において，介入する群としない群を無作為に分けない研究．
- **プロトコル** 研究計画書．研究のテーマ，デザイン，期間等を記す．
- **メタアナリシス** 複数の研究結果を統合して統計解析する研究方法．
- **ランダム化比較試験** 比較研究において，介入する群としない群を無作為に分ける研究．
- **利益相反（conflict of interest；COI）**
  ある行為が，一方の利益になると同時に，他方の不利益となる状態．論文等の研究発表にあたっては，その研究にバイアスをもたらす可能性のあるすべての利害関係を開示することが求められる．
- **リジェクト** 投稿した論文が不採用となること．
- **臨床研究** 医療現場における課題解決を目的に，人を対象として行われる研究．
- **clinical research coordinator（CRC，臨床研究コーディネーター）**
  臨床研究を行うにあたり，研究スケジュールの調整，患者への説明等のサポート業務を行う専門職．

計画と実施

研究計画の立案から
研究費獲得，実施まで

1 疑問を"研究"にしよう
―研究の立案

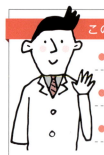

この項のポイント

- 研究テーマは日常の臨床の中にあり！
- 研究疑問をもつ目を養い，研究の扉を開けよう！
- 新たな疑問は新たな研究へとシームレスに発展する！

はじめに

　私たち医療人は，社会からの期待に応えるための臨床活動を実践する責務をもっていることはいうまでもありません．臨床家としての立場に加え，研究者としての役割を果たしながら研究を立案し実践するには，以下に示す努力が必要です．

①多忙を理由とせず，自らの努力によって研究にあてる時間を確保する．
②「師」である患者から学び，多くの人の意見に傾聴する．
③明確な目的のもとに研究を立案し，研究成果は目前の患者への還元という形で結実させる．
④研究成果を学会で発表し，可能な限り学術誌への論文投稿へと進める．

　④への到達は，周囲からの高い評価と信頼につながり，自身を新たなステージへと引き上げてくれます．

　この項では筆者が理学療法士としての臨床活動，さらには大学の学部と大学院にて教育と研究に携わってきた経験をもとに，研究の立案から実践，さらなる研究発展への道筋を，いくつかの具体例を示しながら述べます．

● 研究立案の糸口は日常の臨床にあり

　本書の読者の多くがこれから研究を目指そうとしている，あるいは研究への入り口を模索している状況にあると思います．日常診療中の患者観察から，いつしか，脳卒中片麻痺患者では，「非麻痺側下肢筋力が強いほど○○課題の実行能力が高い」という印象をもてば，それは立派な「仮説」となり得ます．

　研究のスタイルには仮説生成型と仮説検証型という2つがあります．初学者にとっては，このような印象を1つの仮定として設定し，それが肯定されるか否定されるかを検証する仮説検

証型の研究が入りやすいと思われます．また，得られた結果や新たな発見を吟味すると，必ずといっていいほど新たな疑問が生まれてきます．このことは，研究に志を抱く人には，1度限りで終わることのない，新たな仮説に基づく研究立案や治療法の考案・提唱とその有効性検証という，「シームレスな（継ぎ目のない）一連研究」を模索することが不可欠であることを意味します．しかし研究といっても決して身構える必要はありません．研究立案への糸口は日常の臨床の中にあります．

● 臨床で感じる疑問は研究立案への扉

研究疑問をもつ

以下の①～⑤には研究の立案に関し，筆者が重要視してきた研究疑問から始まる5つのプロセスを示しました．
① 日頃の診療で経験する事象から研究疑問を探し出す．
② 他の研究や報告との関連性を検索し，多くの先達からの意見を収集する．
③ 当該研究への参加者（研究分担者）とともに，研究疑問をもとにした仮説を設定する．
④ 仮説検証を行い，得られた結果の裏付けを行う．
⑤ 介入研究を含む新たな研究を立案する．

図1にはこれらのプロセスを，筆者が主に立位姿勢とバランス機能の観点から歩んできた研究の展開を例に示しました．一見して研究は情報収集，立案，実践，検証，裏付けの地道な活動であるといえます．図1は，立位姿勢とバランス機能を読者諸氏が関心をもつ研究の観点に置き換えれば，さまざまな研究領域に通じるものと思います．

● 身近に存在する研究疑問に目を向けよう

研究疑問の多くが身近な日常の臨床の中にあります．筆者は臨床経験を積むにつれ，午前中

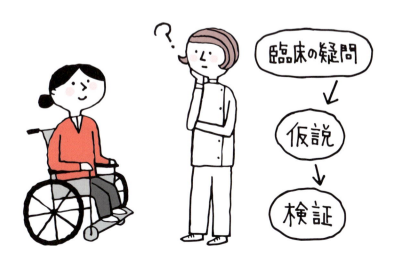

図1 立位バランス機能に関する研究疑問から始まる仮説検証型研究の立案と新たな研究の展開

の患者は午後に比べて
①立位バランスが悪い．
②何となく動きが悪く，動作がぎこちない．

ことが多いという印象をもつようになりました（図1A-1）．このような印象には現実性があるのかと考え，さらに日頃から運動・姿勢・バランスに対して大きな関心をもっていたため，多くの文献を読みあさり，学会ではこの領域を扱うセッションを中心に参加しました（図1A-2）．その結果，「地域に居住する障害者と高齢者の転倒は，活動性が高くなる午前10～11時台の転倒件数が高い[1]」，「労働災害の中で午前中の転倒発生件数が高い[2]」，「地域居住高齢者は午前6～10時に転倒発生件数が高く，受傷する例が多い[3]」等，筆者の印象と関連するいくつもの国内外の報告[4,5]があることがわかりました．

● 仮説を設定しよう

　仮説なしに「ああでもない，こうでもない」と，ただ闇雲に実験だけを行うことは，研究がゴールにたどり着けない危険性をはらんでいます．初学者の場合は特にそのことがいえます．臨床で感じた疑問を解決するための研究には，まず仮説を立てる（設定する）ことが必須です．

　それでは先に述べた筆者の研究疑問をもとにした仮説はどのようになるでしょうか．やはり，「人は，午前中の立位バランス機能が低く，運動機能も劣っている」という仮説に落ち着きました（図1B）．

● 実験手法を組み立てよう

　実験系の研究で用いられる評価法には，得られた結果を数値で示す定量的な評価法と，数値（データ）の時間的変化（時系列変化）をもとに，たとえば運動や動作をパターン分類するような定性的な評価法があります．ここで設定した前述の仮説は，明確な差の存在を検証することになります．そこで，午前（8：30〜9：00）と午後（15：30〜16：00）[6]の2つの時間帯で5日間にわたり，以下の2つの課題について，床反力計を使って定量的な評価を行いました．

❶安静立位保持

　図2aに示す足部配置で30秒間の開眼安静立位保持課題（図2b）を行いました．この課題では，足圧中心（center of pressure；COP）の軌跡長はパーキンソン病等を除き，バランス機能がよいほど数値が小さい[7]という考えのもとにCOPの軌跡長を評価しました（図2f）．

　ここで少しだけCOPについて説明します．立位では床面と接触した足底には床面から受ける無数の力が分布しています．COPとは，この分布した無数の力を合成して1点に集中している力（床反力）と考え，その力（ベクトルなので大きさと方向を持ちます）の床面上の根元の点のことを指します（図3）．

　さらにこの課題では，時々刻々変位するCOP座標が平均してどのあたりに位置するかを示す平均COP座標（左右方向座標Cx，前後方向座標Cy）も評価しました．

❷立位での最大前傾姿勢保持

　足部配置は前述の安静立位保持課題と同じにして，図2bの姿勢からパソコンからの発信音を合図に，足関節以外は動かさずにできるだけ素早く，そしてできるだけ前傾姿勢になり，その姿勢を15秒間保持する課題（図2c）を行いました．ここではどれだけ速く，またどれだけ大きく前傾できるかを，それぞれCOP前後方向移動速度V_{Ay}とCyで評価しました．

● 評価と解析を考察しよう

　実験の結果，次のようなことがわかりました．
　安静立位保持課題では，
①COP軌跡長は，午前は午後よりも有意に長く，立位バランス機能が劣っている．
②前後方向の平均COP座標Cyは，午前は午後よりも有意に踵方向（後方）にあり，姿勢保持に下腿三頭筋が適切に使えていないと考えられる．
　また，最大前傾姿勢保持課題では，
①午前のCOP前後方向移動速度V_{Ay}の最大値は午後に比べて小さく，素速く前傾姿勢になる能力が劣っている傾向がある．
②午前の前後方向の平均COP座標Cyは午後に比べ有意に後方にある，すなわち午後ほど前傾できない．
　以上から，設定した仮説は肯定されたと考えることができます．

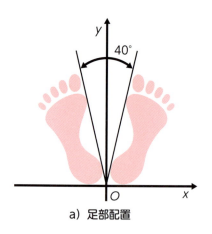
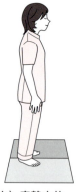
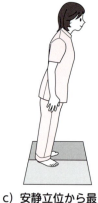

a) 足部配置　　　　b) 安静立位　　　　c) 安静立位から最大前傾姿勢保持

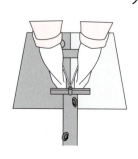

d) 治具による足部配置設定法（前方）　　　e) 治具による足部配置設定法（後方）

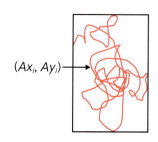

足圧中心由来のパラメータの計算

Ax_i および Ay_i は，それぞれ i 番目の足圧中心（COP）の左右および前後方向座標，一定の計測時間での (Ax_i, Ay_i) の平均座標 (Cx, Cy) はデータ数を n として，

$$Cx = 1/n \Sigma_{i=1}^{n} Ax_i, \quad Cy = 1/n \Sigma_{i=1}^{n} Ay_i$$

$$\text{COP 軌跡長} = \Sigma_{i=2}^{n} \sqrt{(Ax_i - Ax_{i-1})^2 + (Ay_i - Ay_{i-1})^2}$$

f) 足圧中心軌跡と各パラメータの算出法

図2 床反力計上で立位バランス機能評価時の足部配置，COP パラメータ算出法

(Shinkoda et al, 2003)[6]

■ 新たなる研究への足がかりをつかもう

1）結果から導かれる注意点

　午前中の立位バランス機能と運動機能は午後よりも劣っていることがわかりました．このことから，立位や運動機能に関する評価は時間帯を一定にして行わなければならないということがいえます（図1C-1）．

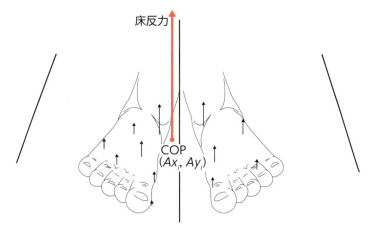

図3 足底が床面から受ける力の分布と床反力
足底は各所で床面からの無数の力（↑矢印）を受ける．これらの無数の力を合計したものが床反力（↑矢印）である．床反力が床面と接する位置（座標）が足圧中心（COP）である．

2）結果を導いた要因の裏付け

次に，この結果を裏付ける要因を調べてみます（図1C-2）．まず，安静立位保持姿勢は以下の状況で，主に足関節戦略[8]を用いて行われます．

①重心は支持基底面内の足関節のやや前方に位置する．
②足関節は底背屈0度である．
③下腿三頭筋は適度の緊張状態に調節される．

さて，これらは結果とどのような関係にあるのでしょうか．

・睡眠中は緊張がほぐれ，足関節は底屈位にある．
→起床後に立位姿勢での1日の活動を始めると徐々に下腿三頭筋は伸張される．
→午前の早い時間はまだ下腿三頭筋が十分にストレッチされていない．
→午前中の前後方向の平均COP座標 Cy は後方に残り，足関節戦略を十分には使えない．
→午前中は，素早い運動が実施しづらい．

ということが考えられます．つまり，午前は午後に比べ姿勢保持，バランスや運動機能を発揮することが不得手であるということになります．このことは，高齢者の午前中の転倒発生件数が高い[1,3]ことに関連しているのかもしれません．

■ 要因を裏付ける新たな研究の立案に取り組もう

仮説を肯定できた結果を裏付けしてくれる要因を調べることは，さらに新たな研究へと導いてくれそうです．以下には，この研究で得た結果を裏付ける過程で生まれた新たな仮説を設定のもとに行った研究の例を示します．

1）関節可動域と下肢筋力による裏付け

関節可動域と下肢筋力にかかわる要因を確認する新たな研究を立案し，地域居住の高齢者を

被験者として，「午前は午後よりも下肢関節可動域が狭く，下肢筋力が劣っている」という仮説を立てて検証しました（図1D）．

その結果，午前は午後に比べ足関節背屈可動域は有意に狭く，下肢筋力の指標としての膝伸展筋力は有意に低い[9]ということがわかり，仮説は肯定されました．

2）裏付けに基づく新たな介入研究

前述の1）にさらに踏み込んでみると，実際の患者が朝の早い時間帯に運動するのは何かしら効果がありそうです．このため，「起床後にベッドおよびベッド周りで行う早朝自主トレーニングは，関節角度の拡大，運動機能を上げる」とする仮説を設定しました．そして，脳卒中病棟入院中の患者が起床後間もないうちに行う早朝自主トレーニング（ストレッチや筋力トレーニング，バランス訓練等，以下朝トレ）の効果を評価しました（図1E）．その結果，次のことがわかりました[10]．

①朝一番で行うこれらの訓練の効果は午後まで持続することはない．

しかし，

②朝トレによって股関節屈曲角度，足関節背屈角度は有意に大きくなる即時効果がある．

このように，仮説の一部は肯定されたといえます．

特に足関節背屈角度が広くなることによって，足関節戦略を駆使しやすくなり，午前中の早い時刻に病棟で発生する転倒を減らす意味で少なからず有益であると思われました．

● 多角的なとらえ方で要因を探り研究を立案しよう

さらに研究テーマを多角的にとらえる例を考えてみます．これまで述べたことから，人は起床の前は睡眠しているため，睡眠の取得状況が，既に早朝から活動の源となる身体機能に影響を与えている可能性を新たに考えます（図1C-3）．

そこで，午前中の立位バランス機能と運動機能が低いという事実から，「睡眠時間は運動機能に影響を与える」という仮説を立てて，地域に居住する高齢者の評価を行いました（図1F）．その結果，次のようなことがわかりました．

前夜の睡眠時間が，過去1週間の平均睡眠時間よりも1標準偏差を超えて短かった高齢者は，平均睡眠時間以上であった者よりも有意に機能的リーチテスト（functional reach test；FRT）の成績が劣っていました[11]．このことから仮説は肯定されたといえます．

この他にも睡眠の長さと質に関しては，歩行スピードや運動機能の成績との関連性[12]が報告されています．このことを考慮すると，理学療法の観点から，望ましい睡眠を得るための新たな研究が考えられそうです（図1G）．

● 研究立案にあたり注意すべきことを考えよう

1）機器を使えば欲しい情報は何でも手に入るという考え方は禁物

実験が終了してから，「この機器では欲しかったあのデータが取れない」ということになら

ないように，事前の確認が必要です．

2）機器の確実な保守点検と較正（キャリブレーション）

使用予定の機器は定期的な保守点検がなされ，正しいデータを正しく提供しているかを事前に確認しておきましょう．そうでないと知らないままに，とんでもないデータにとんでもない解釈をしてしまう危険性があります．

3）人を対象とした研究であることを熟慮

私たちの研究に被験者としてご協力をいただく方々の多くは，心身に障害を持った方々や高齢の方々です．苦痛を伴う無理な条件，あまりに長い時間にわたって被験者を引き留める条件は，たとえ同意が得られていたとしても研究立案時に除外しなければなりません．

4）信頼性と再現性を熟慮した適切な条件の設定
❶評価時間

研究の立案にあたり，評価の時間帯を一定にする必要がありますが，それは何も立位バランス機能に限ったことではありません．薬の効果を理学療法や作業療法の観点で行う評価は，服薬や点滴終了後にどれほど経ってから行うかを決めておかないと，薬効は時間とともに徐々に消失していきます．

❷身体に対する条件

たとえば，立位バランス評価時の足部設置の再現性が重要であることは認識されながらも，そのことがなおざりにされている研究が多い印象があります．信頼性と再現性を確実にするには，床反力計上に貼り付けたカラーテープに足部を合わせる方法は勧められません．図2d, eに示すように．治具を使って確実に足位を床反力計上で再現できるような工夫も必要です．

5）研究の仲間を増やす

1人だけでやる研究は，ときには独りよがりの意見に凝り固まる危険性があります．研究は1人で行うものではありません．多角的に物事をとらえるために，率直な意見を出してくれる研究の仲間を募りましょう．

おわりに

このように研究は1つのテーマから始まって，結果と考察のための裏付けを行う過程で，さらにいくつもの研究を立案できそうです．つまり，1つの研究が一旦完結しても，その先にはその研究とつながりのある未知の何かがあるのではと考える，多角的に物事をとらえる姿勢が必要なように思えます．そのことが研究をシームレスとし，臨床家をより高いレベルへと引き上げてくれることに間違いはなさそうです．

（新小田幸一）

文献

1) 兵庫県理学療法士会地域理学療法部:転倒に関する調査,1995.
2) 松本労働基準監督署:転倒災害発生状況の分析―労働災害の現状・別冊,2015:http://nagano-roudoukyoku.jsite.mhlw.go.jp/library/nagano-roudoukyoku/_new-hp/1news_topics/kantokusyo_oshirase/2matumoto/h26/tentou saigai-bunseki270318.pdf(2016年12月2日閲覧)
3) Hill AM et al:Circumstances of falls and falls-related injuries in a cohort of older patients following hospital discharge. *Clin Interv Aging* **8**:765-774, 2013.
4) Hua F et al:Falls Prevention in Older Age in Western Pacific Asia Region:http://www.who.int/ageing/projects/WPRO.pdf(2017年1月9日閲覧)
5) 高木舞人・他:介護付有料老人ホームにおける転倒事故の発生率と光環境の関係.平成27年度日本建築学会 近畿支部研究発表会,2015:http://www.arch.eng.osaka-cu.ac.jp/environ/publication/papers/15-ab-05.pdf(2017年1月15日閲覧)
6) Shinkoda K et al:Does measuring time zone affect the data of standing balance and mobility? 14th International WCPT Congress, 2003. Abstract:http://www.wcpt.org/sites/wcpt.org/files/abstracts 2003/common/abstracts/0949.html(2017年1月15日閲覧)
7) Fernie GR et al:The relationship of postural sway in standing to the incidence of falls in geriatric subjects. *Age ageing* **11**:11-16, 1982.
8) Shumway-Cook A, Woollacott MH著,田中 繁,高橋 明監訳:モーターコントロール 研究室から臨床実践へ 原著第4版,医歯薬出版,2013,pp172-177.
9) 新小田幸一・他:動的立位バランス機能が時間帯により変動する原因の解明を高齢者の転倒予防に導く研究(科学研究費補助金研究成果報告書,課題番号:18500408),2009:https://kaken.nii.ac.jp/ja/file/KAKENHI-PROJECT-18500408/18500408seika.pdf(2016年12月4日閲覧)
10) 藤井靖晃・他:起床時の自主トレーニングは脳卒中患者の身体機能・バランス能力の日内変動にいかなる影響を及ぼすか.理学療法学 **41** Suppl 2:2013:http://doi.org/10.14900/cjpt.2013.0291(2016年11月29日閲覧)
11) Shinkoda K et al:Is sleep duration a risk factor for falls in the elderly? *Physiotherapy* **101**:e1393, 2015:http://www.abstractstosubmit.com/wpt2015/abstracts/main.php?do=YToyOntzOjU6Im1vZHVsIjtzOjY6ImRldGFpbCI7czo4OiJkb2N1bWVudCI7aToxMzA5O30=&psPoster=4brudstfnakjfbck81c86o5841(2016年2月12日閲覧)
12) Suzanne E et al:Poor sleep is associated with poorer physical performance and greater functional limitations in older women. *Sleep* **30**(10):1317-1324, 2007.

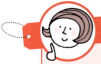
ひとくちコラム

専門用語を正しく理解し,言葉を大切に使うことの重要性

　理学療法士となってまだ間もない頃のある研究会で,「直立姿勢から足関節を軸にバランスを崩さず身体を前傾する課題では,『重心』はいったん後方移動の後に前方移動する」という新たな知見を得たとの発表を行いました.ところが,高名な先生から,筆者が「重心」と認識しているのは「重心」ではなく実は足圧中心であり,さらに挙げ句の果てには「それは,かなり前の○○学会で討論され,足圧中心の『逆応答』として決着済」との指摘を受けました.今でも多くの学会や掲載された学術誌に,「重心動揺計」を使用して「重心」の挙動を観察して云々との表現を見聞きすることは稀ではありません.筆者の苦い経験から,専門用語は共通の意味を持つコミュニケーションツールの一部であり,誤った認識は誤った解釈につながると思っています.このような自らの失敗を糧に,学生には大舞台で恥をかかないように,用いる用語から日本語表現に至るまで,言葉を大事にするよう指導しています.

（新小田幸一）

2 情報を収集しよう
―文献検索

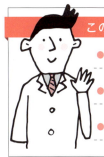

この項のポイント
- 研究を計画する前に，文献検索がなぜ重要かを知ろう！
- PubMedを使い，エビデンスの高い文献を見つけよう！
- 文献を検索→入手→管理のスキルを身に付けよう！

はじめに

「心疾患患者への筋トレはどれくらいの運動強度で行うのか」，「高齢者の転倒予防に有効な運動は何か」等の臨床で生じた疑問を明らかにしたいと思い，研究計画を構想しますが，既にそのときには類似の疑問を抱いた誰かによって，発表（先行研究，文献）されていることも少なくありません．苦労して書き上げた研究論文と同じ内容が発表されていたら論文掲載は不採用になります．そこで，研究を開始する前には，多くの文献を探し（文献検索），読むこと（文献レビュー）（表1）[1]が重要となります．

現在何がどこまで解明されているのかを確認し，自分が行おうと考えている研究がその領域でどの位置にあるのかを知ります．文献レビューを通して，先行研究の結果と自分の研究計画を照らし合わせますが，この作業だけでも2〜3カ月はかかります．しかし，自分の研究の新規性を確認するためには，必要なことです．特に方法論は，研究を開始すると変更できないため，時間をかけて吟味します．長期間にわたる研究は，決して学会発表だけで終わらせず，論文作成を目標にします．検索し揃えた文献は，論文完成時に引用文献として利用します．

専門職として，1度も文献を読んだことがない医療従事者はいないはずですが，よりよい文献を探すにはコツが必要です．しかしながら，一般病院の従事者は教育，研究機関の研究者と違い，文献検索できる環境が制限されます．そこでこの項では，基本的な文献検索の方法を，初学者や一般病院従事者の立場に立って説明します．

■ 文献検索の目的と準備

最新の医療は，根拠に基づく医療（evidence-based medicine；EBM）であることから，その証拠となる文献が存在します．そのため，医療従事者はエビデンスが高い文献を探す能力と読み解く力が必要となります．公表されている文献から，エビデンスが高い文献を選択するには，

表1 文献レビューとは

・問題点を明らかにする．
・先行研究の内容をまとめ，その研究分野の進展状況を提示する．
・先行研究の文献に関して，それぞれの関連性，矛盾点，相違点，不整合等を確認する．
・問題解決に向けて次の段階を示す．

(アメリカ心理学会，2011)[1]

表2 文献の種類

1. 一次文献
   ・研究論文・原著論文
   ・短報・速報
   ・症例研究
   ・その他（学会抄録等）
2. 二次文献
   ・総説・解説論文
   ・系統的総説（システマティック・レビュー）とメタアナリシス
   ・診療ガイドライン
   ・その他

(伊藤，2013)[2]

研究法の基本的な型である研究デザインや統計の知識が不可欠です．それらの知識を修得して初めて，批判的な視点で精読（批判的吟味）することが可能となります．文献は，原著論文（研究論文）を主とした一次文献と，一次文献の成果をもとに作成される総説等の二次文献に分けられます（表2）[2]．引用する文献は原著論文を基本とします．よって，論文や総説の中で紹介されている文献を引用したいと考えたときは，その原著論文を手に入れなければなりません．その際，文献を引用する雑誌は，解説論文が多い商業雑誌ではなく，査読付きの学術雑誌を選びます．研究論文には，研究の限界点や将来への課題が書かれており，自分の研究に活かすヒントを見つけることができます．

　研究テーマに沿う文献を見つけ出すためには，むやみに文献を集めるのではなく，目的を持って読み，疑問と照らし合わせることを忘れてはなりません．文献を読む際には，どのような患者（対象者）に，どのようなリハビリテーション（以下リハ）を実施したとき（介入）としなかったとき（比較）では，治療結果（帰結）がどのように違うのかを知り，読み取ります．注意する点として，一般に推奨されている考え方であっても相対する文献が存在することを知っておきましょう．たとえば，「早期リハが回復を高め早期退院を促す」という常識は，廃用症候群を予防するための標準的な治療方針ですが，最新の文献では異なる結果を示す報告もあります．このように，過去の文献や考えにとらわれ過ぎず，異なる意見の文献を見つけることも大切です．

● 文献検索法

1）キーワードからの検索とMeSH

　検索方法には，キーワード検索，書籍・雑誌検索，著者検索等があります．まず，研究テーマの絞り込みと文献検索を同時に行いながら仮説を立て，研究計画ができた段階で，キーワードを5つ程度リストアップします．

　たとえば，「運動」を含むキーワードを検索したいときに，類語であるexerciseやtrainingのどちらが一般的で使用頻度が高いのか判断できないことも多くあります．このように適切なキーワードがわからない場合は，米国国立医学図書館がキーワード統一のために作成した医学用語集"MeSH"（Medical Subject Headings：http://www.ncbi.nlm.nih.gov/mesh）を参考にします．MeSHは毎年改定され，2016年度では27,833の用語が定義されています．「がん」を論文中で表現する場合，類似表現として，cancer, neoplasm, carcinoma等がありますが，MeSHではneoplasmsと統一されています．したがって，neoplasmsの統制語で検索すると，同義語も含めて検索してくれます．

　MeSHは，上位から枝分かれする階層構造のリストとして整理されています．実際に，Osteoarthritisと検索すると，関連する用語と階層構造が表示されます．下位にはHip, Knee, Spineの3つの症状が，上位には原因としてArthritisとRheumatic Diseasesが表示されます．また，選択した用語をより具体的に表現するため「Subheadings」があり，Osteoarthritisにはanalysisなど44の用語があらかじめ決められています（図1）．後述するPubMedからも利用可能で，トップ画面の検索ボックス左横のボックスからプルダウンでMeSHを選択します．新しい用語は収録していないこともありますが，一部の雑誌では，MeSHからの使用を指定する場合があるため，文献検索前に確認したほうがよいでしょう．また，より多くの研究者に自分の文献を検索してもらうためにも，MeSHの活用を推奨します．

2）英語論文検索のススメ

　目標が英文であれば，英語のキーワードを考え，英文を検索します．当然ながら研究者は英語圏が多いので，和文が目標であっても，膨大な数が毎日発表されている英語論文を読んだほうがよりよい論文になります．英文の読解力を備えていない初学者にはハードルが高いですが，日本理学療法士協会のホームページには「解説付き英語論文」の紹介があり，英文と同時に読むことで，研究内容を読み取る力が養えます．

　また，キーワード検索の際に，語句の定義付けの確認を行うことも大切です．たとえば，「転倒」の研究を行う際，研究者により転倒の定義が異なるので，定義が統一された文献を収集します．

3）検索雑誌の選び方

　優れた雑誌の指標として，インパクトファクター（impact factor；IF）があります．インパクトファクターは，対象年に先立つ2年間にその雑誌に掲載された論文が，どれくらい他の論文等に引用されたかを示す数字であり，数字が高いほど引用されていて，他の雑誌と相対的に比較できます（表3）．既に投稿したい雑誌が決まっている場合は，その雑誌の先行研究を優先

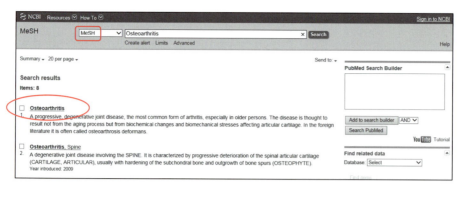

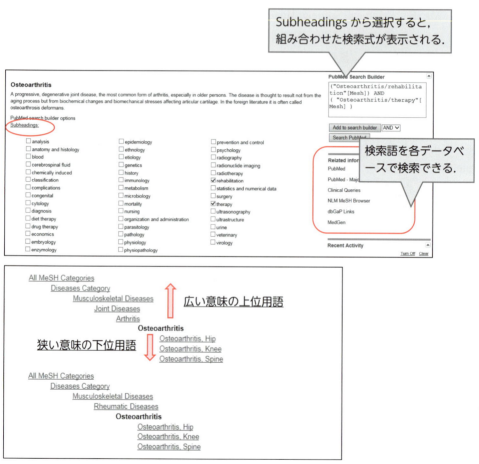

図1 MeSH検索結果

的に読むことで雑誌の傾向を感じ取ることができます．おおむね自分の研究テーマに合う3誌程度を選定しますが，インパクトファクターや論文投稿規定の熟読はもちろん，受理日や発行日までの期間等も気をつけましょう．また，投稿規定で引用文献数に制限がある雑誌もあるので，引用する優先順位を考慮しながら検索します．たとえば，制限数が50であれば，その2倍の要旨（Abstract）を集め，概観し比較することから始めます．

表3 リハビリテーション関連雑誌のインパクトファクター

雑誌名	インパクトファクター
Archives of Physical Medicine and Rehabilitation	3.045
American Journal of Physical Medicine and Rehabilitation	2.064
Journal of Rehabilitation Medicine	1,595
Physical Therapy	2.799
American Journal of Occupational Therapy	1.806
Journal of Speech, Language, and Hearing Research	1.526

（閲覧日：2016年11月17日）

インパクトファクターは，トムソン・ロイター社のJournal Citation Reportsが備える評価ツールである（http://ip-science.thomsonreuters.jp/ssr/impact_factor/）．有料であるため契約が必要だが，大学図書館等で閲覧できることが多い．たとえば，トップジャーナルのNatureは38.138である．また，各雑誌のホームページ上では，過去5年の平均を表示されていることもある．

4）著者名からの検索

他に，著者名での検索も有用です．特定の分野の文献を読み続けると，同じ研究者の名前に気づくことがあります．その研究者（チーム）が公表する文献を10年分ほど読むと，その分野の世界的な流れを理解することができます．なお，研究者は所属機関のホームページで論文業績の一覧を載せていることが多いため，検索データベースからダウンロードできなくても，業績一覧から入手できる可能性もあります．

■ 検索データベースの使用方法

現在の主な検索方法は，インターネットの利用です．まずは閃いたキーワードを，GoogleやYahoo等の検索エンジンを使って検索してみましょう．文献を検索する際に用いる検索データベースについては，有料契約の有無，記述言語（英文，和文），入手のタイプ（全文，要旨）等の利用条件を知っておきましょう（表4）．以下に，無料検索データベースを紹介します．

1）国内文献検索データベース

❶ **J-STAGE**（https://www.jstage.jst.go.jp/browse/-char/ja）

"J-STAGE"は，国内で発行された学術的論文全文を読める総合電子ジャーナルプラットホームです．学術誌1,982誌が収載されています（2016年11月17日現在）．理学療法関連の学術誌が数誌ありますが，リハ関連の雑誌は少ないです．

❷ **Google Scholar**（http://scholar.google.co.jp/?hl=ja）

"Google Scholar"は，研究論文のみならず，書籍，資料，記事等の学術資料を探索できる検索エンジンです．Googleサービスの一覧から選択し，和文，英文ともに検索可能です．検索結果は，その文献が引用された数が多い順に表示されるため，他の論文への引用数がわかることで，影響力の大きさとしての目安になります．検索を本文まで対象とするために，PubMed

表4 医学文献検索データベース

データベース名	無料・有料	特徴	提供元
〈国内〉			
J-Stage	無料	国内で発行された学術論文（電子ジャーナル）の無料公開システム．	科学技術振興機構
Google Scholar	無料	分野や出版社を問わず，世界中の学術雑誌，論文，書籍，要約，記事等の学術研究用の検索エンジン．	Google社
CiNii	無料	国内外の学術論文のデータベース．要旨と一部は全文を収載．一部の論文は有料．	国立情報学研究所
国立国会図書館サーチ	無料	多様な機関から集めた各種の情報，デジタルコンテンツを統合的に検索できるサービス．	国立国会図書館
医中誌Web	有料	国内の医学，歯学，薬学等の論文の要旨検索サービス．	医学中央雑誌刊行会
メディカルオンライン	有料	国内の学会・雑誌に掲載された医学論文より，全文を収載．一部は要旨まで．	株式会社メテオ
〈海外〉			
PubMed	無料	医学関連分野の最大級のデータベースで，世界の主要な医学・生物学関連雑誌に掲載された学術論文の文献情報を検索できる．	米国国立医学図書館
PubMed Central	無料	ライフサイエンス分野のフリーアクセス電子ジャーナル．	米国国立医学図書館
HighWire Press	無料	科学・技術・医学等の分野の無料オンラインジャーナルを集めたサイト．	Stanford大学
MEDLINE	有料	世界で最もよく使用される，医学を中心とする生命科学の文献情報を収集したオンラインデータベース．日本語版あり．	米国国立医学図書館
Cochrane Library	有料	Cochrane共同計画が発行する複数のデータベースから成り，EBMの実践において，非常に有用なツール．	Wiley社
Science Direct	有料	科学・技術・医学・社会科学分野の電子ジャーナルと電子ブックを収載する世界最大の全文データベース．	Elsevier社

有料とは個人契約か，もしくは所属機関が法人契約している状況を指す．無料で検索が可能でも，本文入手で無料か有料か混在しているデータベースもある．
2015年3月より，日本理学療法士協会が発行している英文学術誌 Journal of the Japanese Physical Therapy Association（JJPTA）〔2016年より Physical Therapy Research（PTR）へ誌名変更〕が PubMed Central に収載された（http://www.ncbi.nlm.nih.gov/pmc/journals/2621/）．

と違い，入力した検索ワードがタイトルや要旨に含まれない場合でも表示される利点があります．学術雑誌以外の資料を検索したいときにも便利です．検索オプションとして，言語指定，ファイル指定，メールアラート機能（新しい検索結果や自分の論文が引用されたときに教えてくれる）等があります．

2）海外文献検索データベース

❶ **PubMed**（http://www.ncbi.nlm.nih.gov/pubmed/）

❷ **PMC（PubMed Central）**（http://www.ncbi.nlm.nih.gov/pmc/）

　"PubMed"は，世界の主要な医学，生物学系雑誌等に掲載された文献を検索できるデータベースです．米国国立医学図書館内の国立生物化学情報センターが作成しており，1946年〜現在までの5,609誌，26,659,822文献が収録されています（2016年11月17日現在）．毎週火曜から土曜の間で，毎日2000〜4000の文献が更新されるため，前日検索した数と異なってきます．検索ワードは英語ですが，収録データのうち約10％は他言語です．約20％の文献は無料でダウンロードできますが，有料文献が欲しい場合は，雑誌社のホームページ上にてクレジットカードで購入が可能です．

　基本的な検索方法を表5に示します．PubMedトップページには，使用方法等が表示されています（図2）．キーワードを検索ボックスに入れ（途中から予測変換が出ます），「Search」をクリックすると，文献の一覧が追加日の新しい順に表示されます．「Free PMC Article」と表示される文献は，Full text（全文）を閲覧できます（PMCが表示されないと，雑誌社との契約で閲覧できない場合もあります）．また，画面左上「PubMed」をドロップダウンし「PMC」に変更すると，Full Textが表示されます．リンクがない文献は，将来公開される日時が表示

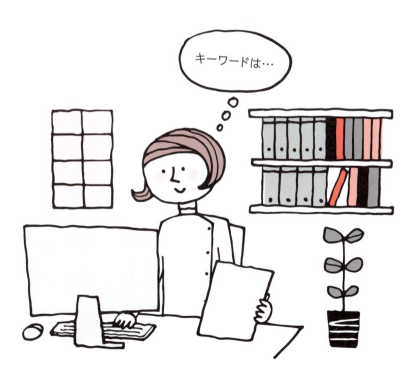

表5　基本的なキーワード検索法

1. 熟語の探索は，ダブルクォーテーション「""」でくくる．例："quality of life"
2. 著者名の検索は，ラストネーム△ファーストネームのイニシャル（＋あればミドルネームのイニシャル）．*△はスペース．例：Jeffrey R. Basford さんの場合は，Basford JR．
3. 雑誌の検索は，完全形でも略形でも結果は同じ．「American Academy of Physical Medicine and Rehabilitation」は「PM R」でも可能．
4. キーワードの掛け合わせ．論理演算子（AND・OR・NOT）検索法
   ・A AND B 検索：キーワード A と B の両方を含む文献を検索する．
   ・A OR B 検索：キーワード A と B のどちらも含む文献を検索する．
   ・A NOT B 検索：キーワード A を含む文献から，キーワード B を含む文献を除いた文献を検索する．
   *スペースで区切ると AND 検索になる．

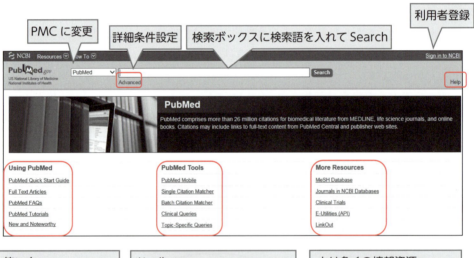

図2　PubMed トップページ
〔京都大学医学図書館（http://www.lib.med.kyoto-u.ac.jp/pdf/pubmed_howto.pdf）を一部改変〕

されています．画面右上「My NCBI」（利用者登録）に，よく使う検索条件を登録すると，定期的に検索結果をメールで受け取ることができ，最新の情報を入手できます．検索結果の一覧から文献を選ぶと Abstract に変わります（図3）．電子ジャーナル，関連文献，無料文献等のリンクが表示され，「Display Setting」内「Format」の画面形式変更，Abstract の保存やメール転送方法「Send to」が選択できます．近年では，文献のコメントを付与できる「PubMed Commons」が備わっています．

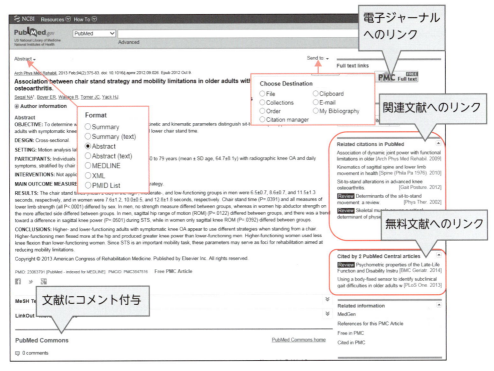

図3 PubMed 検索結果

　エビデンスが高い文献を効率よく探すには，PubMed トップページにある「PubMed Tools」から「Clinical Queries」を選択します．検索語を入れ「Search」をクリックすると，3つの文献種類が表示されます．左端の「Clinical Study Categories」から「Etiology（病因）」，「Diagnosis（診断）」，「Therapy（治療）」，「Prognosis（予後）」，「Clinical prediction guides（臨床予測指針）」が選択でき，直下の「Scope」から「Narrow（特異度が高い）」か「Broad（感度が高い）」の検索領域を指定できます．右端の「Medical Genetics」からは遺伝医学に関する文献を選択できます．他に出版形態の「Article types」を「Meta-Analysis」，「Practice Guideline」や「Randomized Controlled Trial」等への変更や対象者の性別，年齢，言語，最新5年分の絞り込み等の限定的な検索も可能です（図4）．タブレット用の「Pub Reader」機能も備わり，フリックしてページを送れたり，図の拡大も容易に行えます．

　できれば週に1度は PubMed を開き，Abstract を読む習慣を身に付けることで，英文読解力と検索能力は向上するでしょう．本書では，すべての機能（詳細な検索「Advanced」等）を紹介できないので，動画でも確認できる "PubMed Help"（https://www.ncbi.nlm.nih.gov/books/NBK3827/），関連書籍[3]や大学図書館等が作成した使用方法マニュアルをインターネット上で見つけて参考にしてください．

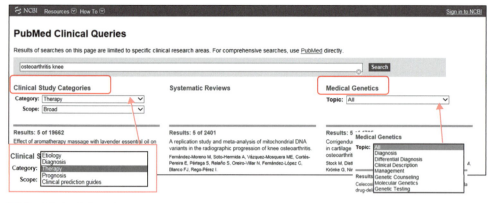

図4　Clinical Queries

表6　文献情報収集に有用なサイト

- 日本医書出版協会 (http://www.medbooks.or.jp/)
- 医療情報サービス Minds (http://minds.jcqhc.or.jp/n/)
- 厚生労働省科学研究成果データベース (https://mhlw-grants.niph.go.jp/)
- KAKEN 科学研究費補助金データベース (https://kaken.nii.ac.jp/)
- UMIN 医療・生物学系電子図書館 (http://endai.umin.ac.jp/endai/fulltext/)
- 日本理学療法士協会 HP 内「根拠に基づいた理学療法」(http://jspt.japanpt.or.jp/ebpt/index.html)

3) その他の検索データベース・サイト

　リハに特化した検索データベースとして，理学療法士には"PEDro"（http://www.pedro.fhs.usyd.edu.au/），作業療法士には"OTseeker"（http://www.otseeker.com/），言語聴覚士にはspeechBITE（http://speechbite.com/）等があります．PEDro は，ランダム化比較試験（randomized controlled trial；RCT），システマティック・レビューや診療ガイドラインを網羅したデータベースで，PEDro スケールという 10 点満点で評価されています．PEDro と OTseeker は日本語表示もあります．検索データベース以外にも，文献や情報収集に有用なサイトもあります（表6）．中でも，医療情報サービス Minds は，疾患別のガイドラインやコクランレビュー日本語訳，また引用文献の紹介や PubMed の検索式も示されて，読みやすく大変便利です．近年，文献の無料公開を目的にした雑誌〔例：PLOS ONE（http://www.plosone.org/），BioMed Central（http://www.biomedcentral.com/）〕が注目されていますが，信頼できる雑誌社を選定することが重要です．

● 文献の管理方法

　文献管理は論文執筆する際に必要不可欠です．入手した文献を印刷し紙ベースで保存する方法と，PC 内にデータとして保存する方法が一般的です．PDF 文献はキーワード，著者，年代別等に分け，フォルダを作成すると便利です．"PubMed"で検索した文献が Abstract のみの場合，「File」を選ぶとデータで保存でき便利です．また，保存した文献データをどこにいても

読めるように，クラウドサービスにより管理するのも有効です．

文献管理ソフトを使用するのも効率的です．ここでは，"EndNote X8"（http://www.usaco.co.jp/index.html）を紹介します．EndNoteの特徴は，文献情報を収集，管理するだけでなく，論文作成を支援する機能が充実している点にあります．PC内で保存しているPDF文献のみならず，PubMed，Google Scholar，医中誌等多くの検索データベースから文献を直接取り込むことが可能です．必要な文献が揃ったら，執筆中の論文の文中や文尾に挿入することもでき，巻末には文献リストを作成する機能も備わっています．雑誌名も完全形から省略形に自動変換（ピリオドの有無も）できます．投稿先の一覧から雑誌を選択することで，投稿先のフォーマットに変更できます．また，オンライン機能を用いれば，研究グループ内で文献フォルダを共有できます．このように，EndNoteは論文を数多く執筆する人に適しています．また，機能を限定したウェブ上で管理できる無料の"EndNote basic"もあります．

その他，無料のソフトでは，"Mendeley"（https://www.mendeley.com/），"TogoDoc Client"（http://tdc.cb.k.u-tokyo.ac.jp/jindex.html）等があります．

● 文献の探し方と管理（筆者の場合）

完璧な文献検索は不可能です．探しているキーワードを含む論文を定期的に自動配信してくれる有料サービス「検索アラート」（"Ovid" "EBSCOhost"等）や，文献入手経路のリンクシステム「リンクリゾルバ」（"SFX"等）が利用できれば検索時間を省くことができますが，これらは一部の研究機関に限られます．したがって，キーワードの組み合わせを工夫し，時間をかけて探すしかないのです．

筆者はまず，Systematic Review（"Cochrane Library"や"PubMed"内でReview表示がある文献等）を読み，引用されている文献を選択し，Abstractを読み，取捨選択を繰り返します．次に，自分の専門に関連する英文雑誌の最新号を定期的に確認し，興味ある研究論文があれば読みます．文献管理は，文献ごとに文献カード（「京大式カード B6判」を使用）を作成します．書誌情報に加え，自分のコメントや引用した際の文章等も記入します．全文はPDF形式で保存しますが，レビュー等は紙でも保存します．それらは，重要度に応じて星印を付けて分けています．現在は，スマートフォン等のモバイル端末向けサービスでPubMed等を読むことができるので，移動時間等を利用して文献を検索できます．他に，短時間で英語文献の文脈を理解するために，ライフサイエンス辞書プロジェクトのオンライン翻訳サービス（http://lsd-project.jp/ja/service/etoj/index.html）を利用しています．本プロジェクトは，翻訳のみならず，辞書，関連語句の表示や文献紹介を無償で行うサービスです．

おわりに

普段からエビデンスの高い文献を読み，知識を補充することは大切ですが，自分の研究に関連した文献を探すには限界があり，すべてを読むことはできません．解決策として，先輩や専門医師から助言を求める，学会に参加して発表や議論を聞く，その分野に精通している大学教

員や研究員から教えを請う等があります．日本理学療法士協会が認定する各分野の専門理学療法士・作業療法士に相談するのも一手段です．近年，大学図書館は学外者の受け入れも増えているので，利用可能かどうかを確認してください．文献検索に詳しい司書の方に相談ができます．

　リハ科専門医が誕生して35年，理学療法士，作業療法士が国家資格となって50年，エビデンスの高い研究論文が海外雑誌に多く掲載されるようになり，わが国のリハ医療の水準は高まりました．しかし，一方で，臨床場面にどれほど活かされているのかは疑問です．私達は社会の期待に応えるためにも，多くの文献を読み，最新情報を集め，安全で効果的なリハ医療を提供していかねばなりません．

（髙野吉朗）

参考文献
1) アメリカ心理学会著，前田樹海訳：APA論文作成マニュアル，第2版，医学書院，2011，p2．
2) 伊藤光二：文献の収集・読解．標準理学療法学専門分野 理学療法研究法（内山 靖，島田裕之編），第3版，2013，p45．
3) 安部信一，奥田麻里監，岩下 愛，山下ユミ著：図解 PubMed の使い方 インターネットで医学文献を探す，改定第6版，日本医学図書協会，2013．

ひとくちコラム

インターネット上の情報の信頼性

　少し古いのですが，2005年，Spine に掲載された論文を紹介します．脊椎脊髄外科のスペシャリストがインターネット上の椎間板ヘルニアと坐骨神経痛について検索し，それらの情報の信頼性について100点満点で採点しています．これによると，625のweb site から169がこの研究に適切と判断され，検索した169のweb site の平均点数は36点で，合格点とされる80点以上は16/169件で9.5％に満たないものでした．また，60.9％が40点以下の質の低いもので，34.0％が特定企業や医療機関への利益誘導であったとしています．全検索数を分母にすると，まともな情報は2.6％に過ぎなかったということになります．インターネット上の誤った情報は患者の治療選択に影響を及ぼし，患者自身のリスクとなると結論しています．現在はさらにこの状況が顕著で，氾濫する情報から取捨選択するのは使用者側に委ねられています．基礎医学の知識とともに文献検索による正しい情報の収集が重要となります．

（参考文献：Greene DL et al：Lumbar Disc Herniation：Evaluation of Information on the Internet. *Spine* 30(7)：826-829, 2005）

（志波直人）

3 研究のアイデア・成果を守ろう
―特許の申請・取得

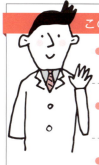

この項のポイント

- リハビリテーション等の医療現場や研究現場での成果は特許発明となる可能性が高いので特許担当部署にまず連絡,相談しよう！
- 研究成果は,学会発表や論文発表等で公に知らせる前に特許出願しよう！
- 企業との共同開発による研究成果の実用化には特許権による独占排他権を保証することが重要！

はじめに

　リハ等の医療分野に携わる人にとって,知的財産,発明,特許といった言葉を聞くことはありますが,実際にどのような事象,制度なのか馴染みのある人は極めて少ないのではないでしょうか.この項では,特許(権)を中心に知的財産(権)の概要を記すとともに,リハ等の医療における研究成果を知的財産権(主に特許権)として保護し,どのように社会貢献につなげるかについて記します.そして,将来この分野で活躍しようとする学生も含め,研究者が特許を中心とした知的財産に関心を持ち,成果の保護と同時に社会貢献を目指すことを期待します.

■ アカデミア(研究機関)における知的財産権へのかかわり

　2002年,知的財産戦略大綱が出され,知的財産基本法が制定されました.これを機に,大学,公的機関等のアカデミア(研究機関)における知的財産に対する関心が非常に高まりました.
　これらを背景に,アカデミアにおける研究成果の権利化(特に特許権)とその技術移転が積極的に行われるようになり,近年,アカデミアにおける知的財産権に対する姿勢は急激に様変わりをしました.とりわけ,各大学や公的研究機関において,知的財産本部または産学官連携本部等の設置,技術移転機関(Technology Licensing Organization;TLO)の設置が行われ,知的財産,知的財産権の保護や,出願,権利化,その他の事務手続き,産業界への技術移転等の業務を行うようになっています.

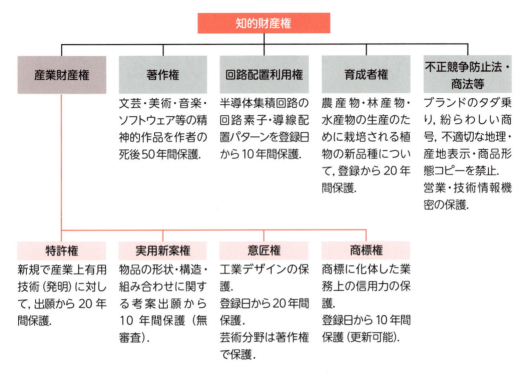

図1 知的財産権の分類

● 知的財産と知的財産権

「知的財産」とは「人間の精神的な創作活動により生じた発明，考案，意匠，商標，著作物等」と定義され[1]，知的財産権は知的財産に対して付与される権利をいいます．たとえば，発明に付与される特許権は特許法，工業デザインに基づく意匠権は意匠法，商品名（登録商標）は商標法，著作物は著作権が著作権法に規定される権利です（図1）．

これらの権利は，著作権（著作とともに自然発生）を除き，創作のみでは権利は発生せず，権利付与には，関係省庁に出願（願書の提出）し，審査を受けて，権利付与が妥当と認められてから初めて権利が発生します．この中で，特許権，実用新案権，意匠権および商標権は「産業財産権」と称し，経済産業省（特許庁）が主管し，わが国の産業政策と深くかかわりを持ちます．この中で，研究成果の権利化については，主に特許権と実用新案権がかかわります．

● 発明と特許発明

発明とは，「自然法則を利用した技術思想の創作のうち高度なもの」をいい，特許発明とは「特許を受けている発明」です[2]．したがって，特許発明は高度な技術思想の創作が求められます．「特許権」は特許発明となって特許原簿に登録されて初めて発生します．

発明は，前述したように特許庁に特許出願し，出願から3年以内に審査請求をし，審査を経て，拒絶理由を見い出せない場合（特許性有）に出願特許は特許査定を受け，登録され，年金

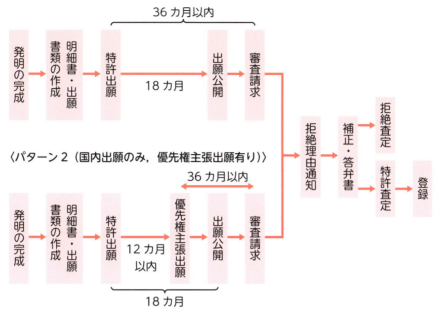

図2　特許権取得までの流れ

を納付することで特許権が得られます（図2）．

　特許発明となることで，一定の権利（特許権）の行使を許されます（特許）．特許発明は，独占的に発明を実施する独占排他権の行使ができ，第三者の実施を原則として排除できます（独占排他権）．たとえば，他者の参入を許さず独占的に製品を製造，販売等をする権利（実施権）が認められます．第三者が特許発明を実施（製造，販売，使用）する場合は，特許権者から許諾を得る必要があり，特許権者が拒否すれば実施はできません．ただし，権利の行使期間は出願から20年までであり，権利の発生は，特許登録されてからとなります．

　ただし，例外規定が設けられており，医薬品，医療機器等は薬事法，また農薬等は農薬取締法により，販売認可のための行政処分が義務付けられ，その処分期間（5年を超えない）は期間を延長できます．本書読者の対象発明は医療機器に属し，薬事法認可の規制を受け，最長5年の延長期間が可能となります．

● 研究現場（アカデミア）における特許発明の意義

　特許法は産業法であり特許発明は産業を対象としているので，アカデミアからは縁遠いと思われがちですが，前述のようにわが国は国策で特許発明を核とした技術立国を目指しており，アカデミアの貢献が大きく期待されます．また，アカデミアの大きな役割として社会貢献が挙げられ，発明はそのひとつの大きな役割を果たします．

　社会貢献の形としてこれまでのアカデミアでは，発明を広く論文等によって公開し，特許権を獲得することなく，科学技術，自然科学の発展に貢献する形が一般的でした．アカデミアによる社会貢献という観点から，発明，特許発明については2つの異なるスタンスがあると考え

ます．具体的に，異なるスタンスとは，以下のように発明自体の代替性の有無で分類されます．

医学・医療分野での，代替性のない典型的な発明として遺伝子関連発明が挙げられます．特に，病態遺伝子，これにコードされる蛋白質の発見は重要な発明であり，医薬開発のターゲット物質となり，多くの研究者の研究に必要不可欠です．これらの発明は，特許取得・権利化をもとに広くライセンスすることでの社会利用と，学会・論文発表による非ライセンス型の社会利用のいずれの手段でも実用化可能で社会貢献につながります．

一方，医薬・医療関連機器の発明はおおむね特定の医薬・機器でなければならないというものはなく，既存の医薬・機器でも実施できることから，代替性のある発明であり，学会発表等のみで特許権で守られていない場合，実用化は非常に難しいでしょう．企業は独占排他性を必要とし，また，医薬や医療機器等の製品化には厚生労働省認可が必要となり，高額な費用が必要なことから，なおさら独占排他性のない製品への投資はできません．したがって，特許権で独占排他性が確保されない限り，実用化や社会貢献は望めません．つまり，代替性のある発明は特許発明とすることで社会貢献につながります．

● 研究現場，医療現場の成果を特許権で守ろう―出願手続等

研究成果をもとに特許出願することに馴染みのない方が多いと思われますが，出願は特別な行為をするわけではありません．一般的に発明となり得る成果が得られた場合，研究機関では知的財産担当部署に相談します．知的財産担当部署は発明者の成果をもとに検討し，特許化可能と判断した場合に出願手続きに入ります．また，研究機関では職務でなされた発明は発明者から権利の譲渡を受けます（職務発明規定）．

アカデミアでは出願書類は通常，成果をもとに特許事務所に依頼して作成され，願書，請求項，詳細な説明（明細書）および要約書から構成されます．請求項が最も重要で，望む権利を主張し記載します．たとえば，医療機器等の場合，どのような構造，機能，特徴を有する器具かという事項を明確に記載します．願書には出願人，発明者および代理人（弁理士）の氏名と住所を記載します．発明者は原権利者となりますが，企業や研究機関では，職務発明規定により職務発明となり，権利は発明者が所属する企業や機関（医療機関や大学等の機関）に譲渡され，企業，機関が出願人となります．

明細書は請求項の特許性を具体的に説明するものであり，従来の方法との違い（新規性），有用さ，技術等の困難さの克服（進歩性）および発明が実際に実施可能であること等を記載します．また，どのような構造なのか，どのような効果なのかを実施例として記載することもあります．

これら書類をすべて揃え日本国特許庁に提出し，受領されて出願が完了し，出願番号が付きます．以降，出願特許は特許庁に係属します．出願後１年半の経過で公開公報に掲載され，出願特許は公開され，公知の文献となります．特許も重要な論文と位置づけられます．

● 特許の国際出願（図3）

国内出願特許（原出願）を海外に出願する手段は，原出願から１年以内に，優先権（発明が国

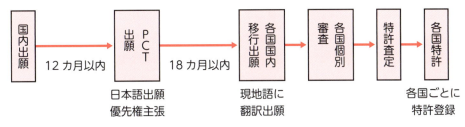

図3　PCTルートを利用した国際出願

内出願日とする権利)を主張して国際出願を行います．国際出願は，通常，特許協力条約(Patent Cooperation Treaty；PCT)ルートによって，一括出願で行われます．PCTに基づき原出願特許について，世界知的所有権機関(World Intellectual Property Organization；WIPO)を代行する日本国特許庁に国際出願(日本語でよい)します．PCT国際出願は，1出願でPCT加盟国すべての国(全指定国)に出願することができます．もちろん，指定した数カ国への出願もできますが，費用は変わらないので通常全指定出願がとられます．ただし，台湾等PCTに加盟していない国には出願できません．台湾に出願するには別途，個別に現地語(中国語)で国内出願から1年以内に出願しなければ優先権を主張できません．もちろん，この方法で各国に個別に出願することもできます(パリ条約に基づくパリルート出願).

　PCT出願の利点は，1出願書類で多くの国への出願が完了すること，および出願に際して現地語(英語やその他)に翻訳しなくてよいため，低コストで済む点です．ただし，原出願から30カ月以内に実際に権利化を望む国へ現地語での出願(各国への移行)を行う必要があります．したがって，最初の日本出願から30カ月間で権利を目指す国等を決定する期間的な余裕が得られます．本当に必要な権利か，どの国で権利化するか等を低コストで余裕を持って判断できます．また欧州の制度は特殊で，権利化には欧州特許庁(European Patent Office；EPO)に移行し，一括で審査され，特許査定が出たら，EU加盟国中で権利を必要とする国に請求項部分のみを現地語で翻訳し提出することで，それらの国で権利化されます．無論，EPOへの移行についてはEU加盟国のいずれの言語でも移行でき，通常は米国移行に用いた英語で移行します．

■ リハビリテーション研究からの発明の創作 ― どのような成果が特許発明の候補となるか

　ここでは，どのような研究成果が特許となるのか，以下に概略を記します．

　米国以外の国では，医療行為等直接，医師等が行う行為は，特許とはなりません．つまり，治療法，処置方法，手術方法，診断方法等は特許対象となりません．ただし，医療行為につながる器具(医療機器等)，診断のための指標や材料(遺伝子，蛋白質，抗原，マーカー類等)は特許発明となります．

　たとえば，リハ等の医療において，新たな治療方法や対処方法を見い出したとき，それに使用する器具，機器類等は特許発明となります．具体的には，既存の機器でも新規治療に用いる場合(新規の用途特許)や，既存の機器を新規治療のために改良した場合(新規用途と改良特許)は，

新たに新規治療法に使用する機器（新規機器および用途特許）の発明となることが期待されます．さらに，既存の治療法について，新たな治療機器の開発，既存機器の改良も特許発明となります．

　さらに，治療行為，医療研究で，病態特有の遺伝子，蛋白質等を見い出すと，知られた遺伝子や蛋白であっても，その病態特有に発現することを発見した場合には，少なくともマーカーとして診断に用いることができ特許となります．とりわけ，その遺伝子等が病態を引き起こす遺伝子であれば，医薬特許につながります．当然，これまで知られていない遺伝子等を発見した場合には，上記のようにマーカー，医薬につながる特許となり得ます．特に，新規の遺伝子等であれば物質特許となり，極めて強力な権利を主張することができる魅力ある特許となります．

■ 研究成果を特許権で守るために留意すべきこと

　特許権取得のための研究者の留意事項として，学会発表や論文発表は特許出願後に行う必要があります．これは，発表，公表によって，出願前に公に知られたもの（公知）となることを防止するためです．出願前に公知となった発明は新規性がなく，特許を受けられません．ただし，日本と米国は公表から6カ月以内（日本）と1年以内（米国）は新規性が喪失しない規定がありますが，他の主だった国々にはこの規定がなく，特許権は得られません．したがって，出願前に公表することは特許にとって自爆行為となり，厳禁です．

　また，研究者は試作品等を製作できないことから，通常，出入り業者の方に製作依頼します．この場合，以前，発明者のアイデアをもとに製作した機器を業者単独で出願したケースがあり，製品化後に発明者と軋轢を起こしました．これは研究者が特許を理解していないことが原因で生じやすいケースです．発明者はまず所属機関の知的財産担当部署に相談することを推奨します．

（井上 薫）

参考文献
1）知的財産基本法第2条第1項（平成14年法律第122号）：http://www.kantei.go.jp/jp/singi/titeki/hourei/021204kihon.html
2）特許庁：特許庁特許法第2条第1項および第2項：http://law.e-gov.go.jp/htmldata/S34/S34HO121.html

ひとくちコラム

特許取得は研究のオリジナリティーの証明

　特許は論文と同様，研究のオリジナリティーの証になります．これを契機に研究費が獲得できたり，企業との産学研究が始まったりすることがあり，特許業績も研究業績の重要評価項目になります．また，大学で実施した実験に関する特許の権利は大学に帰属し，通常，発明者は大学との契約の下，権利の一部を得ることができます．

（志波直人）

4 研究のロードマップを立てよう
―研究計画と予算作成

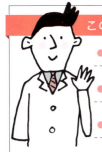

この項のポイント

- 漠然とした疑問を具体的なクリニカルクエスチョンにしよう！
- シンプルでわかりやすいメインアウトカムを決めよう！
- ステップごとにキーワードを目の前に並べてみよう！

はじめに

　研究計画を作成するためには必要なステップがあります．この一連のステップは研究内容や規模に関係なく，共通して必要なステップです．研究に関する用語の解説は成書を参考にしていただくとして，この項では，リハ研究を計画する際のコツとポイントを基本的なステップごとに筆者の経験をもとに解説します．多くの研究は，時間的にも予算的にもできることが限られています．身近な「疑問」を少しでも多くの研究につなげていただく参考になれば幸いです．

● 疑問の整理

　まず初めに，研究を行うきっかけになった「疑問」をチェックポイント（**図**）に沿って整理し

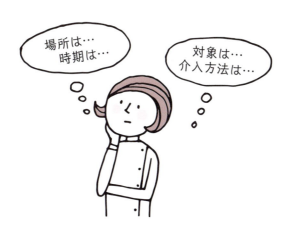

図　研究計画の流れ
「疑問」をチェックポイントに従って整理することから研究計画全体を把握する．
計画全体が把握できたら，研究デザインに従って要因または介入から得られるアウトカムを明確にする．
次に，アウトカムに影響を与える交絡因子やバイアスを検討しつつ，参加者募集や評価方法，解析方法を決定し，最終的に倫理的配慮を確認する．

ます．漠然とした「疑問」からより具体的な研究の柱となる「クリニカルクエスチョン」にします．このチェックポイントは，後ほど検討していく項目とほとんど同じですが，それぞれを詳細に決めるのではなく，大まかに確認しながら研究全体をまとめます．単純な作業ですが，研究計画の基礎となる部分を作り上げる重要な過程であり，この作業だけで研究計画の半分以上は決まったともいえます．

　具体的な内容で考えるとわかりやすいので，研究を行うきっかけとなった「疑問」をたとえば「私の病院の人工膝関節置換術（total knee arthroplasty；TKA）の術後廃用予防に今のリハは効果があるのだろうか？」とします．第三者にも理解できるような具体的な言葉で表現することを意識し，ポイントに沿って明確にしていきます．

　研究規模は，実施場所によって大きく変わります．急性期病院の多くは在院日数が少なく，術後2週間で退院または転院するためフォロー期間が少なく，一方，回復期病床を有する病院では，術後3カ月間はフォローが可能です．このように研究を実施する病院によって，研究期間も変わります．研究期間（フォロー期間）を優先し，多施設で連携する方法もあります．

　次に，TKAは，一次性変形性膝関節症だけではなく，関節リウマチや外傷後の二次性変形性膝関節症でも行われます．いずれに対する手術でも術後廃用は起こります．しかし，骨折等の外傷や関節リウマチ等の慢性炎症性疾患では，手術侵襲以外の要因でも廃用を引き起こすことが知られているため，バイアスの原因になります．一次性変形性膝関節症に絞るとしても，TKAの症例数が不明であり十分に被験者を募集できるかの検討が必要です．廃用は，固定や不活動による適応現象で，骨格筋だけではなく，心肺機能や消化管機能等全身に起こります．

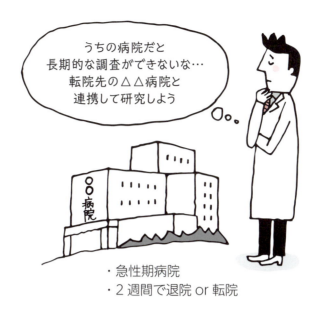

- 急性期病院
- 2週間で退院 or 転院

今回明らかにしたい廃用の内容を具体化することで，測定（評価）内容が決まります．疑問を解決するためにどのような測定が必要か，その測定は実施可能か，その測定をどのくらいの頻度で実施するか等，できる限り具体化し，これから解決するべき課題がみつかれば列挙します．

リハは施設ごと，さらには療法士ごとに内容が異なることがあります．過去の報告のリハ内容と大きく異なっていないか，特別な訓練を行ってないか等を確認し，研究開始前にリハの内容を決定する必要があります．内容として，治具や機器の種類，反復回数，セット数，訓練時間等，プロトコルを決めます．TKA術後のリハは，術前から低下した筋力や身体機能の改善と術後の廃用を予防することが目的です．膝伸展筋力は，立ち上がりや歩行等の基本動作だけではなく生活の質（quality of life；QOL）に影響することが知られています．訓練効果として，身体機能やQOLまで評価すべきか検討が必要です．

このように整理した結果，当初の「私の病院のTKAの術後廃用予防に今のリハは効果があるのだろうか？」という「疑問」から，「一次性変形性膝関節症に対するTKA術後の回復期における膝関節伸展筋力の廃用予防にリハは効果があるのか？」という「クリニカルクエスチョン」になりました．一方で，研究実施前に被験者のリクルート方法，訓練プロトコル，評価内容と方法の決定等の課題がみつかりました．このように，1度研究全体を把握し，解決するべき課題を踏まえたうえで，ステップを進めることがコツです．研究計画の各ステップは，それぞれが大きく影響し合います．後のステップで前のステップの修正をすることもあります．初めに大まかに決定しておくことで，全体を調整しつつ計画を立てることができます．

■ 研究デザイン

研究対象のデータを収集する「観察研究」と介入を行ってその効果を測定する「介入研究」があります．観察研究は，時間経過に従って観察する「コホート研究」と，ある時点または期間

表　研究デザインによるエビデンスレベル

レベル	内容
I	システマティック・レビュー，ランダム化比較試験のメタアナリシス
II	1つ以上のランダム化比較試験
III	非ランダム化比較試験，比較群を置かない介入試験
IVa	分析疫学的研究：コホート研究
IVb	分析疫学研究：症例対照研究，横断研究
V	記述研究：症例報告やケース・シリーズ
VI	患者データに基づかない，専門委員会や専門家個人の意見

（福井・他，2007，文献1を一部改変）

に調査を行う「横断研究」があります．コホート研究には，時間をさかのぼる「後ろ向きコホート」と現在から未来に向かって観察する「前向きコホート」があります．介入研究では，介入する群と介入しない群を比較する「比較研究」において，くじ引きやコンピュータプログラムで群を無作為に分ける「ランダム化比較試験（RCT）」と無作為に分けない「非ランダム化比較試験」があります．さらに，比較群を置かず，過去の研究データと比較する介入試験もあります．

　最新の医療は，科学的根拠に基づく医療（EBM）であることから，研究デザインによって得られるエビデンスレベルが分類されています（表）．エビデンスレベルは得られた研究結果の意義を高めるだけではなく，研究結果を学会や論文で公表する際に重要になります．そのため，できる限りエビデンスレベルが高い研究を計画することが望ましいとされます．しかし，多くの研究は時間的にも予算的にも制約があるため，現実的に実施できる研究デザインが必要です．

　先ほど整理した「疑問」を明らかにするために必要な研究デザインは，リハの効果を検証することが目的であるため，介入研究になります．エビデンスレベルが高いのは比較する群を置く比較研究ですが，開始前の時点では現在のリハの効果や廃用の程度は不明で，研究に必要な被験者数や研究期間も不明です．そこで，先行研究として比較群を置かない介入試験を行い，その結果から比較試験を計画します．比較群を置かない介入試験は，エビデンスレベルはIIIですが，研究方法の見直し，バイアスの再調整，さらには比較試験の被験者数や追跡期間等のサンプルサイズを決定する貴重な情報を得るために有用で，比較試験を実施する場合は先行研究として比較群を置かない介入試験を実施することが望ましいです．サンプルサイズの決定には，無料の計算ソフトがあります（www.openepi.com）．

● アウトカム

　これまで大まかに考えてきましたが，ここで研究で得られる結果（評価）を何にするか決定します．観察研究の場合は観察対象に生じた死亡や疾病等で，介入研究では介入による効果になります．

今回の例では，廃用予防に対するリハ効果ですので，膝伸展筋力低下をアウトカムにします．測定項目として，筋力以外にも身体機能やQOLが考えられますが，アウトカムを増やすと結果の解釈を歪める可能性もあります．あれもこれも結果がほしいところではありますが，まずは明確な1つに絞ることも重要です．

身体機能やQOLをアウトカムに設定する場合，主とするアウトカムとの関係性を明確にし，前もってこれまでの研究結果等から必要性を十分に検討します．しかし，被験者数や研究期間が制約される場合は，シンプルなアウトカムが望ましいです．また，過去の研究と比較できるアウトカムのほうが，結果が解釈しやすくなります．もちろん，これまで全く報告がない新しい側面から介入効果をとらえる研究もあります．

● 交絡因子やバイアス

研究で得られるアウトカムに影響する因子を考えます．研究では，原因（要因）と結果（アウトカム）の関係を調査するため，要因以外に結果に影響を与える因子は，計画段階でできる限り列挙し，調整する必要があります．

1）交絡因子

結果に影響するさまざまな因子がありますが，計画段階で知っておく必要がある因子が，交絡因子です．交絡因子は，要因と関係し結果に影響するものです．今回の例では，変形性膝関節症の発症要因のひとつでもあり，筋力低下の要因でもある年齢です．年齢が高くなるほど変形性膝関節症の有症率は高まり，筋力は低下します．他には，性別があります．女性は変形性膝関節症患者が多く，筋力は男性よりも低く，男女差があります．疑問の整理でも触れましたが，原因疾患として関節リウマチや外傷も要因のひとつであり結果に影響します．こういった因子に何が考えられるかは，過去の論文が参考になります．

2）バイアス

また，得られた測定値の有効性は，多くは統計学的手法で検証します．アウトカムを含め，測定結果にばらつきを生じさせてしまう要因，つまりバイアスを少なくすることは，結果の信頼性を高めるために必要です．代表的なものに，被験者を選択することによるバイアスがあります．被験者選択の機会は，患者が研究施設に来るとき，術者が手術を選択するとき，研究者が被験者をリクルートするとき等が考えられます．さらに，群間比較の場合は，群の振り分けのときのバイアスがあります．他には，測定時のバイアスがあります．測定手法の精度や再現性の問題や測定者のスキルや好意的な意思等です．

測定時のバイアス対策として，測定者に介入内容がわからないようにする盲目化があります．被験者にも介入内容がわからなくする場合は二重盲目化ですが，リハ介入の場合は不可能です．少なくとも，「新しい運動なので効果が高い」といった説明はしないようにします．

● 評価の信頼性と妥当性

　評価法を決定する際，評価法の信頼性と妥当性を考える必要があります．これまでの研究や臨床で十分に立証されているかどうか，特に国際誌に投稿を考える場合，測定手法や測定機器は国際論文で利用されているものを選ぶことを勧めます．

　また，リハの多くの評価は，測定者がマニュアルで行う評価が多いため，測定者のバイアスを考える必要があります．施設での測定法の信頼性と妥当性を示す手段として，評価者内信頼性や評価者間信頼性がありk係数や級内相関係数で評価されます[2]．さらに，級内相関係数と標準誤差から95%信頼区間を算出し，その範囲を超えた変化量を有効な変化量（minimum difference）として示す方法があり，サンプル数が少ない場合や個々の変化を判断する際に有用です[3]．

● 倫理的配慮

　人間を扱う研究は，すべて倫理審査委員会の審査を受けなければなりません．研究助成を申請する場合，多くは倫理審査委員会の承認を条件としていることが多く，学術誌でも同様です．また，臨床試験において，ネガティブデータを公開する必要性から登録が必要になりつつあります．インパクトファクターが高い雑誌の多くは登録を条件としていますので，論文に投稿する予定であれば，登録を勧めます．代表として，UMIN臨床試験登録システムがあります．

　リハ介入試験で注意するポイントとして，割り付けによる参加者の不利益があります．仮にリハなしとリハありの比較を計画した場合，臨床では一般化されているリハを受けられないことは，参加者の不利益になる可能性があります．

● 安全管理

　研究に参加するにあたり，研究者と被験者の両方の安全面に対して十分に配慮します．リハ研究では，研究で使用する機器の安全面を確認します．また，被験者が研究参加で被る不利益を列挙し，外傷や心血管イベント等の発生リスクを検討し，補償と必要な措置を決定します．リスクが高い場合，医師の立会いの有無や緊急時の連絡先を決めておくことは重要で，計画書に明記します．医療機器を使用する場合，医療機器の人体に与えるリスクの程度によって分類（クラスⅠ～Ⅳ）されている（医薬品，医療機器等の品質，有効性及び安全性の確保等に関する法律）ので参考にできます．補償に関しては，臨床研究保険があり，補償内容を健康被害だけに限定した高額ではない傷害保険もあります．

● 研究予算

　研究計画を計画通り遂行するために必要な予算を算出します．特に，公的な研究助成金に申請するためには，詳細な計画を求められます．研究予算計画と申請に関してはⅠ章6「研究費

を獲得しよう」(p42〜)で詳しく紹介していますので,ここではポイントを1つだけに絞ります.

　ポイントは,保険診療内か保険診療外かを計画段階で明確にすることです.多くのリハ研究は,一部だけ保険診療外になることが多く,この項の例では,筋量の評価として実施したCT検査は研究費からの支出としました.参加者が診療費の支払いの際に混乱しないために,計画段階で医事課や検査部と段取りを決めておくことが大切です.また,保険診療で認められていない,ロボットや訓練装置等を用いたリハ介入研究では,リハを保険算定できない可能性が高いため,計画段階で予算を確保することが望ましいでしょう.

おわりに

　この項で述べた手順は基本的な順番ですが,計画を作り上げるまでにはさまざまな点を再検討し修正する必要があります.そのため,研究計画を作成する際は,文章作成ソフトを利用し,記録することを勧めます.記録した計画書に追記,修正を繰り返しながら計画を作り上げることがコツです.計画書には,考えたときのメモや利用した引用文献等も記録します.こういった記録は,考えを整理するためだけではなく,研究費の助成金申請に提出する書類や論文作成の際にも役に立ちます.また,計画に必要なポイントは研究内容にかかわらずほとんどが共通していますので,1度計画書を作成することができれば,次の研究計画はよりスムーズになります.ぜひ身近な「疑問」を研究にしてください.

(松瀬博夫)

参考文献

1) 福井次矢・他編:Minds 診療ガイドライン作成の手引き,医学書院,2007.
2) 大橋靖雄:評価の信頼性と妥当性.医のあゆみ **227**(12・13):1090-1098,2008.
3) Weir JP:Quantifying test-retest reliability using the intraclass correlation coefficient and the SEM. *J Strength Cond Res* **19**(1):231-240,2005.

5 ▶ バイオ統計学を活用しよう

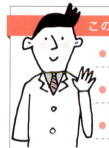

この項のポイント
- 試験デザイン立案時からバイオ統計を活用しよう！
- バイオ統計家とのコミュニケーションが重要！
- 試験の目的に応じ柔軟に解析方法を選択しよう！

はじめに

　リハ研究で用いられる統計学は，バイオ統計学，生物統計学，臨床統計学，医薬統計学等さまざまな用語でよばれていますが，本書ではバイオ統計学とよぶことにします．用語が統一されていないことは，この分野が急激に発展中の振興分野であり学問としてのイメージがいまだに醸成されていないことを表していると考えられますが[1]，臨床研究の現場において，根拠に基づく医療（EBM）を推進するツールのひとつとしてバイオ統計学の重要性についての認識が徐々に進んでいます．

　海外ではバイオ統計学を含む学際的な臨床研究支援体制の整備が進んでおり，バイオ統計学は臨床研究で活用されています．わが国でも研究支援体制の整備としてバイオ統計学専門家を配置する医療施設・病院が徐々に増えていますが，バイオ統計学を十分に活用するための理解や意識，さらには体制整備がいまだに不十分です．この項では，これからリハ研究を始める人と，今さら人に聞けない人達がバイオ統計学と上手く付き合っていくための知識について解説します．

■ 誤解されているバイオ統計学

　「症例数設計を除き，バイオ統計学の必要性は臨床試験立案時にはさほどない」と考えている研究者が多くいます．筆者が学内で行っている統計コンサルテーションでも依頼のほとんどがデータ解析に関するものです．「臨床研究におけるバイオ統計学の役割は適切なデータ解析を提供することである」との認識は，バイオ統計学の上手な活用にとって大きな障害となっています．ここではバイオ統計学の本質的な役割に「臨床試験をデザインする」ことが含まれる理由を解説していきます．

　米国では，研究デザイン・試験デザインの重要性を伝えるため，"Garbage in, garbage out"（つまらぬデータをいくら分析しても，役立つ結果は得られない）という教訓がよく使われます．

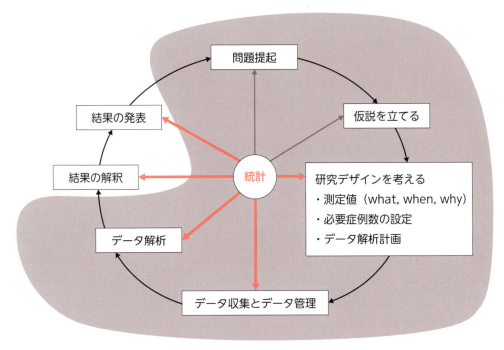

図1 臨床試験の構成部分に対する統計の役割

「つまらぬデータ」とは，試験デザインの不備により必要な症例数の検討がなされず，さらにバイアスが混入しデータ解析結果の科学的な解釈が困難となる臨床データを指します．それでは，バイオ統計学と試験デザインの関連性について，臨床試験（clinical trials）における試験デザインの位置づけから考えてみましょう．

● プロセスとしての臨床試験

臨床試験は，人を対象として疾患の治療・予防や健康向上を目的に行うケアの効果を吟味する科学的実験（experiments）であり，また「専門知識を有する多数の有能な人材を要し，相当な費用をかけ，長期間にわたって実施される複雑なプロセス」としてとらえることもできます．臨床試験が複雑で難しい原因のひとつは，試験結果を歪めるバイアスやエラー等の要因に対して，研究者が要因すべてをコントロールできない点に由来しています．しかし臨床試験を成功に導く基本は，臨床試験全体の流れを理解し，エラーが起こる可能性を最小限に抑える工夫と，取得したい情報を最大限引き出す方法を適切に臨床試験に組み入れていくことから始まります．その手始めとして，臨床試験をプロセスとして把握することが重要となるのです．

図1にプロセスとしての臨床試験とバイオ統計学との関連を示しました．臨床試験のプロセスはお互いに連鎖し合う複数の構成部分から成り，バイオ統計学は各構成部分に対しそれぞれ異なる役割を持っています．中心にある「統計」から各構成部分へ伸びている矢印の太さが，個々の構成部分とバイオ統計学の関連性の程度を示します．また，試験を実施する前に詳細な検討が必要な構成部分を影にしました．「結果の解釈」と「結果の発表」以外の構成部分すべて

が影になっています．これは，科学的根拠に基づいた試験結果を得る前提として，綿密な試験計画の作成が不可欠であることを意味します．

● 問題提起と仮説

　初期段階の「問題提起」および「仮説を立てる」部分は基本的に臨床研究者自身が行います．ただし，次の「研究デザインを考える」部分では仮説をもとに統計解析計画を立てることになるので，臨床の言葉で書かれた仮説を統計の言葉に翻訳する作業が必要となります．疾病メカニズム，治療モデル等臨床の専門知識に基づく仮説を統計モデルへ翻訳する作業では，臨床研究者とバイオ統計家のコミュニケーションが必要不可欠となります．

　MosesとLouis[2]は，試験計画立案時からの2方向コミュニケーションの重要性について，"The results of clinical research often rest on statistical interpretation of numerical data. Thus, effective collaboration between clinician and statistician can be crucial. Interaction in the planning phases of a project can identify tractable scientific and statistical problems that will need attention and can help avoid intractable ones. The central requirement for successful collaboration is clear, broad, specific, two-way communication on both scientific issues and research roles."（臨床研究の結果は，数値の統計的な解釈に基づいていることが多い．そのため，臨床研究者と統計の専門家の効果的な協力は極めて重要だろう．研究の計画段階での相互の効果的な協力により，科学的・統計的な側面で，注意が必要となる問題を見分けたり，手に負えないような問題を防いだりすることができる．成功する共同研究のために必要なのは，科学的問題と研究の役割分担における，広範で明確な双方向のコミュニケーションである）と明快に述べています．

　MosesとLouisのいう "successful collaboration" を実現させるためには，効果指標の選択，測定時期と回数，臨床仮説と統計解析プランとの整合性等，試験デザイン立案時の重要事項について臨床的・医学的側面と統計的側面のすり合わせが必要となります．

● 研究デザイン

　構成部分である「研究デザインを考える」は，統計解析計画を含む臨床試験実施計画書を作成する作業全般を指し，臨床試験の基盤となるプロセスです．試験計画書は，臨床試験実施時のロードマップの役割を果たし，多岐で複雑な要因を総合的に考慮しながら詳細に記述されます．

　研究デザインは臨床試験の骨組部分で，そのエッセンスは "ノイズを下げシグナルを高くする工夫" にあると考えられます．仮説によって検証したい事項の情報をシグナルと考え，シグナルの測定時に発生する測定エラー・誤差，バイアスといったシグナル解読を阻害する要因をノイズととらえることで，臨床試験のデザイン要素をシグナルとノイズの概念で分類できます．

　各デザイン要素は多面的で一意的に分類できるものではないですが，効果指標の選択，測定のタイミングと頻度，必要症例数の推定，適切な統計解析手法の選択等のデザイン要素はシグ

表 単変量解析結果と多変量解析結果

予後因子	T検定（単変量解析）			ロジスティック回帰（多変量解析）	
	無 (N=64)	有 (N=17)	P値	オッズ比	P値
月齢 (Age)	79.9 (61.9)	97.8 (39.3)	0.16	0.99	0.09
数 (Number)	3.8 (1.4)	5.2 (1.9)	0.001	0.66	0.07
場所 (Start)	12.6 (4.4)	7.3 (4.3)	<0.0001	1.23	0.002

ナルに影響を与えると考えられます．たとえば，感度の悪い効果指標の使用，症例数不足は，シグナルの質と量を低下させるでしょう．一方，無作為化割付や盲検化，データ収集・管理のクオリティーコントロールは，ノイズと関係していると考えられます．比較試験における無作為割付は，研究者がコントロールできない要因に対し群間で均等にします．また，プラセボ群，コントロール群等の対照群の選択，選択・除外基準の設定は，科学的根拠の度合いや結果の一般性に関連します．欠陥のある試験デザインは致命的で，どんな最新の統計手法を用いてもデータの科学的信頼性，妥当性の欠如を補正できません．

● データ収集とデータ管理

試験実施計画書に基づいて臨床試験が実施され，「データ収集とデータ管理」プロセスが始まります．最近話題となったいくつかのデータ不正をきっかけに，日本学術会議「科学研究における健全性の向上について」[3] においてデータ管理，保存期間・保存方法に関するガイドラインが示されました．データ解析・研究結果の再現を求める要請が今後ますます強くなると予想され，患者のリクルートおよびモニタリングに関するデータベース作成・管理（research coordination），データ入力と入力エラー修正の方法（data acquisition/quality control），データベースの定期的な現状報告やコードブック作成（documentation）等に対する正確な作業実施が重要となります．

● 臨床試験の相とデータ解析

臨床試験は，「相」とよばれるステップに従ってエビデンスを積み上げていきます．そしてデータ解析も各相によりその役割が異なりますが，「治験」とよばれる臨床試験を例に臨床試験の相とデータ解析の役割を考えます．

治験とは，医薬品もしくは医療機器の開発・製造販売に関して，医薬品医療機器等法上の承認を得るために行われる臨床試験のことです．治験は一般的に，前臨床試験や動物試験終了後，健常者を対象に安全性や薬物動態を調べる一相試験，患者を対象に投与量設定，安全性および予備的な治療効果を検討する二相試験，治療効果を検証する三相試験，承認後の安全性を調査する四相試験（市販後調査）と，その試験目的に応じていくつかの相に分類されます．データ解析手法も，各相の目的に応じて選択されます．一相試験，二相試験は探索的臨床試験ともよ

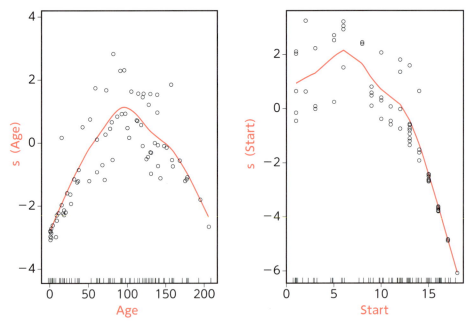

図2 月齢と場所の偏残差プロットと加法モデル

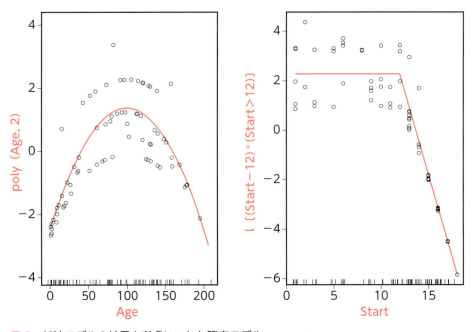

図3 加法モデルの結果を考慮にいれた臨床モデル

ばれ，仮説生成を目的とした探索的データ解析手法が活躍します．一方，検証試験とよばれる三相試験では交絡因子や予後因子のバランスを考慮に入れ，因果推論が可能な無作為割付による比較試験が実施されます．検証試験は試験デザインによりバイアス混入のリスクが調整されており，比較的簡単な統計モデルを用いた仮説検定がデータ解析の主目的となります．

　最後に，81名の小児の術後の脊柱後弯の有無と月齢，手術を施行した脊柱の数と場所の3

つの予後因子の関連性を調べた探索的データ解析の例を紹介します[4]．

表に単変量解析と多変量解析の結果を両方記載しましたが，2つの解析結果が一致しません．理由は予後因子間に相関があるからで，予後因子の相関関係を考慮に入れる多変量解析が探索的データ解析の出発点となります．表のロジスティック回帰モデルは予後因子の直線的効果を想定しています．探索的解析では偏残差プロットを用い，予後因子と反応変数の間の関係を探索的に検討します．図2に偏残差プロットと加法モデルによる予後因子と反応変数間の関係を示しました．月齢の影響は100カ月がリスクのピークであり，場所は1〜12番までがハイリスク領域で，13番目以降からはリスクが減少していくことを示す臨床モデルを図3に示しました．探索的データ解析から得られた臨床モデルは仮説生成のエビデンスとして用い，検証試験のデザインに生かしていくことになります．

（角間辰之）

参考文献

1) 角間辰之, 服部 聡：バイオ統計シリーズ 刊行にあたって. 臨床試験のデザインと解析—薬剤開発のためのバイオ統計, 近代科学社, 2012.
2) Moses LE, Louis TA：Statistical Consultation in Clinical Research：A Two-Way Street. In：Medical Uses of Statistics, 2nd ed, 1992, pp349-356.
3) 日本学術会議：科学研究における健全性の向上について：http://www.scj.go.jp/ja/info/kohyo/pdf/kohyo-23-k150306.pdf
4) Chambers JM, Hastie TJ：Statistical Models in S, Champan & Hall, 1993, p200.

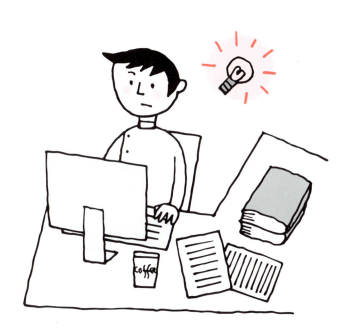

6 研究費を獲得しよう
―研究費の申請・獲得

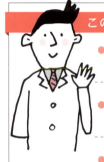

この項のポイント

- いろいろなところの研究助成金や補助金を探して募集要領を確認しよう！
- 申請書は一読して研究目的や内容をイメージできるような題名にしよう！
- 申請書を作成したら，研究内容をあまり知らない仲間に読んでもらおう！

はじめに

　研究資金があれば計画した研究を不自由なく行うことができます．しかし，研究機関ではない施設に勤務している場合，研究に使用できる資金はほとんどないと思います．そこで，研究資金を用意するために研究助成金や補助金の公募に申請します．しかし，申請書を作成したことがない場合，何をどう書けばいいのか全くわからない方も多いと思います．残念ながら確実に獲得できる申請書の書き方というものはありません．しかし，書いておくべきことを書いていなければ，審査の土俵にも上がれないかもしれません．そして，できればライバルより少しでも優れたものを書きたいものです．研究助成金公募の申請書の書き方についての成書は多くありますので，1冊は読んでから書くことを勧めます．この項では，初めて申請しようと考えている読者の方が申請書を作成する際に押さえておきたいポイントに絞って解説します．

■ 計画している研究内容の確認

　研究助成金や補助金の申請先を探す前に，計画した研究全体を見直し，研究目的を達成するために必要な研究期間を確認します．大きな研究機関や病院に所属する場合は，所属機関から短期間で異動することは稀ですが，医局の都合や関連施設間での人事異動がある場合は注意が必要です．研究助成金や補助金の多くは，研究助成期間中の所属研究機関や所属部署の異動は可能ですが，計画された研究が継続できることが必要です．今回のテーマは研究費の獲得ですが，せっかく研究費を獲得したものの，異動してしまい研究が継続できなくなってしまっては問題です．医師では問題になることは少ないと思いますが，コメディカルスタッフの場合，配

属部署の異動は研究継続に大きく影響します．

　研究助成金や補助金には研究助成期間が1年間のものから複数年のものまであります．申請前に計画された研究期間を把握し，あらかじめ所属長に研究助成金に申請することを伝え承諾を得ておきましょう．1年単位でしかわからない場合は，研究計画を見直して1年で実施可能な計画に修正するか，計画の一部で申請するなどします．遂行できない可能性がある研究計画の申請は避けるべきです．

● 研究実施に必要な予算

　次に，計画の実施に必要な予算を考えます．計画立案時に研究費用の概算（実際に必要な予算）を計画しますが，ここでも，細かい内訳ではなく大まかに金額を決めます．研究計画全体を助成金で実施するのか，それともその一部を助成金で実施するのかを決めます．多くの読者は，大学のように教室研究費等研究に使用できる予算配分がないと思われます．その場合，研究実施に必ず必要となる研究費用を算出して，その金額に見合う競争的資金に申請する必要があります．しかし，金額が大きい助成金ほど獲得が難しいため，研究計画全体を見直し，その一部の研究計画で申請する方法もあります．ただし，その場合は研究の質が低下することになりやすいので，見直しをする際は介入対象を少なくしたり観察期間を短くしたりといった，研究規模をただ縮小するだけにならないように注意しましょう．

　また，先行研究や関連研究を実施し，その研究成果をもって次に大きな助成金に申請することもできます．たとえ数十万円程度の小規模な研究助成金であっても，研究助成金の獲得自体も大きな研究実績ですので，積極的に申請しましょう．

● 申請先の選定

　潤沢な研究資金を獲得するために目標とするのは，やはり「科学研究費補助金および学術研究助成基金助成金」，いわゆる科研費になります．しかし，科研費の申請には，ある程度の研

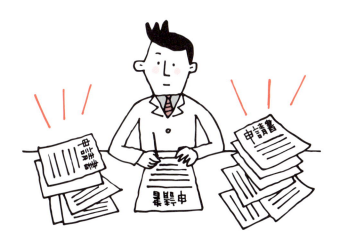

表1 科研費の研究種目

種目	研究期間	配分額
特別推進研究	3～5年	5億円
新学術領域（研究領域提案型）	5年	年1,000万～3億円
基盤研究（S）	5年	5,000万～2億円
基盤研究（A）	3～5年	2,000万～5,000万円
基盤研究（B）	3～5年	500万～2,000万円
基盤研究（C）	3～5年	～500万円
挑戦的萌芽研究	1～3年	～500万円
若手研究（A）	2～4年	500万～3,000万円
若手研究（B）	2～4年	～500万円
研究活動スタート支援	～2年	年～150万円
奨励研究	1年	10万～100万円
特別研究員奨励費	～3年	年～150万円

究業績が必要です．挑戦的萌芽研究は「独創的な発想に基づく，挑戦的で高い目標設定を掲げた芽生え期の研究」として設定されていて業績は問われませんが，基盤研究（S, A, B）や若手研究（A）（表1）と同時に応募できるため競争率が高いといわれています．したがって，これから研究を始めたいという研究者は，まずは科研費以外の助成金に申請することを勧めます．先にも述べましたが，たとえ小さな研究助成金であっても獲得し研究業績を積み重ねることは，科研費等の大きな研究資金を獲得するために必要です．

　研究を支援するために助成金を提供する多くの助成財団があります．多くは事業家や篤志家等の個人資産を母体とした財団で，若手研究者の支援や特定分野の研究支援を行っています．助成財団センターより『研究者のための助成金応募ガイド』[1]が毎年出版され，そこにはかなり多くの助成財団が掲載されており，自分の研究テーマにあった公募を行っている助成団体を探すことができます．また，大学や研究機関のホームページにも民間財団助成金の公募が案内されているところもあります．研究テーマに該当しそうな財団をみつけた場合，多くの財団はホームページに詳しい募集要領や過去の採択実績を載せていますので，公募内容を確認します．科研費の若手研究も同様ですが，募集に年齢制限がある場合があります．年齢制限がある場合は若手研究者を支援するために設けられていることが多いので，研究業績が少ない若手の研究者にとっては比較的申請しやすいでしょう．

　リハ関連学会にも助成金や補助金があります．日本リハビリテーション医学会では，日本リハビリテーション医学会専門医会研究補助金があり，2016年度は1件20万円で，45歳以下でかつ専門医取得後5年以内であれば申請できます．日本運動器科学会では，学術プロジェクトによる助成があり，1件当たり400万円以下で，募集条件も年齢制限はなく学会員であれば申請できます．日本理学療法士学会では，理学療法にかかわる研究助成があり，2016年度は1件100万円程度の研究テーマが指定された指定研究助成と一般研究助成があります．日本作業

表2 申請書提出時のチェックポイント

- 研究テーマ（題名）は，申請内容を簡潔に表しているか
- 研究概要は背景，目的，展開を含んでいるか
- 研究方法は時系列に並んでいるか
- 専門的な表現になり過ぎていないか
- 研究予算の合計は正しいか
- 太字や下線を用いた強調が過剰になっていないか
- 挿入した図表の解像度は十分か
- 完成した申請書を印刷して確認したか

療法士協会では，課題研究助成制度があり，1件100〜200万円の指定課題と1件30万円の自由課題があります．日本言語聴覚士協会では，学術研究助成制度があり，言語聴覚士国家資格取得後10年未満の者が応募できる1件30万円の「若手研究コース」があります．研究機関に所属しないコメディカルスタッフが科研費に応募する場合，奨励研究に申請することができますが，やはり研究業績を記載する必要があるため，初めての研究の場合ハードルが高いかもしれません．先に挙げた財団法人や関連学会の研究助成はコメディカルスタッフでも申請が可能ですので，これから研究を始める方は積極的に応募しましょう．

● 申請書作成

　助成金の申請先によって書式は異なりますが，ここでは申請書提出時に心がけたいポイントについて述べます（表2）．書類の項目ごとに記入できる量は異なっていても，研究題目，研究目的，研究計画（方法）は少なくとも記載を求められると思います．しかし，スペースが許す限り，研究を行うことになった理由や研究テーマの独創性，これまでの研究成果や研究体制，予測される結果，さらには研究を実施する意義や今後の展開等，特に指定がなくてもできる限り書くことを勧めます．また，被験者に特に倫理的配慮が求められる研究の場合，その配慮方法や倫理委員会への申請状況等も書くとよいでしょう．もちろん，記載内容を指定されていますので，指定された内容を確実に書いたうえで，自分が主張したいポイントを書き加えます．

　筆者が研究助成金の申請を始めた頃は，指定された内容を完璧に書くことだけに捕らわれていました．しかし，実際に獲得できた助成金の申請書は必ずしもそういった内容に限ったものではありません．最も大切なのは，審査員にとって知りたい情報が書かれていることです．以下に筆者が実際に日本運動器科学会の助成金に申請した経験をもとに，申請書類作成時の具体的なポイントを説明します．この助成金は，日本運動器科学会の会員であれば申請ができ，助成金額も比較的大きいものになります．会員には，理学療法士等医師以外もなれますので，コメディカルスタッフの方は申請を検討してみて下さい．

1）研究テーマ（題名）

　研究内容全体を表現するテーマ名にします．筆者は，一読して研究目的や研究内容をイメージできるような題名を心がけています．しかし，研究内容を含み過ぎると長くなり過ぎますので

で，何をしたいのかがわかることを第1に考えます．申請書を作成していく過程で，計画内容に修正があれば研究テーマや題名が変わることもあり得ますので，最後に考えたほうが決めやすいでしょう．筆者は書きはじめの時点では，「(仮)○○○」と仮の題名にしています．

2）研究代表者

　研究代表者は，応募資格を満たしていることが必要です．

3）共同研究者

　研究を計画通り遂行するのに必要な研究メンバーを記載します．研究チームの力を示すことができますので，申請者が有していない知識や技術を持った専門家の協力が得られるのであれば，共同研究者になってもらいましょう．また，研究実績が少ない申請者の場合，研究体制がしっかりしていることを示すこともできます．しかし，上司や指導者をいたずらに何人も書き並べてしまうと申請者に力が不足しているととらえられてしまうかもしれません．また，筆者の経験から共同研究者があまりにも多施設にわたってしまうと研究分担の説明が複雑になり，研究予算の妥当な分配も難しくなりますので，共同研究者は必要最小限にしましょう．

4）研究内容

　申請書類には「具体的に何を明らかにしようとするのかを記載する」と注意書きがあります．とはいえ，いざ書こうとしても何を書いていいのかわからないものです．筆者は，科研費の申請も含め，申請先によって書式や記載内容が異なるため，毎回「何を書けばいいのだろう？」と考え込んでいました．しかし，あまり自慢できることではありませんが，いくつもの申請書を作成し失敗しているうちに，求められていることは同じであることに気がつきました．申請書の書式に捕らわれず，作成した申請書全体があらかじめ作成していた研究計画の概要になるように作成すればいいのです．

　この「研究内容」の項目には，他の項目に「研究計画」と「予算」がありますので，研究の背景，研究の目的，研究の意義や展開を書きます．日本運動器科学会の申請書の研究内容のスペースには600字は書けますが，400字程度で簡潔にまとめるように考えます．短く簡潔にまとめることで，審査員が一読してわかりやすい内容になります．さらには，他の助成金の申請時にも役に立ちます．字数に余裕があれば，研究方法に簡単に触れてもいいと思います．多くの審査員は，この部分をはじめに読むと思います．したがって，この部分だけで研究全体がイメージできるように書くことが大切です．どのくらいわかりやすく書けばいいのか正解はわかりませんが，筆者は研究内容をほとんど知らない人が一読しても理解できる程度を目標にしています．申請書を作成したら，研究内容をあまり知らない仕事仲間に読んでもらいましょう．

5）研究計画

　ここでは研究の方法をいくつかの項目に分けて説明します．小項目に分けることによって，実験に必要な物品や被験者，実験時期，他の実験との関連性，といった研究内容をわかりやすく書くことができます．できれば，項目ごとに見出しを付けます．数年の研究期間で数百万円

の予算を使用するのに，計画された実験が1つでは審査員の印象を悪くしてしまうでしょう．1つしかない場合は，準備作業や予備実験等も含めて，研究目標を達成するために必要な過程を項目に分けて書きます．特に高額な機器の購入予定がある場合は，ここで何のために必要であるかを書いておくといいでしょう．また，項目ごとに実施場所や担当を書いて研究体制を示すこともできます．さらには，太字や下線を適度に用いて強調したり，図表を作成して挿入したりすることも有用です．

6）研究期間

応募要領に，助成期間や助成執行時期等の記載がありますので，誤った研究期間にならないように確認をします．前年度や別の助成金に提出した申請内容を利用する場合は，特に注意しましょう．

7）予算

記載方法は，申請先によって異なりますが，予算の費目としては，機器・設備費，謝金，旅費，消耗費，雑費等のその他，が一般的です．この日本運動器科学会の助成金は個人に対する支援金で，研究目的としての使用に制限はないと書いてありますので，自由度はかなり高いものです．申請時にはこの予算内訳を完璧に仕上げる必要はありません．研究に必要な機器や謝金等研究計画時にある程度決まっているものがあると思われますが，申請先に合わせて研究計画を立てるのではなく，助成金の申請先に合わせて予算を計画することが多いと思います．必ず必要な機器や謝金等を算出しておき，残りの予算を旅費や消耗費に振り分けていきます．

❶ 機器・設備費

筋力計測に使用する徒手筋力計や上肢機能評価に使用する評価キット等の実験機材の購入費になります．予算内であれば，重心動揺計や表面筋電計といった高額な機器の購入も可能です．高額な機器の購入を計画している場合は，見積もりを前もって出しておくことで購入価格を知ることができます．また，高額機器は予算に占める割合が大きいため，計画時と購入時の金額

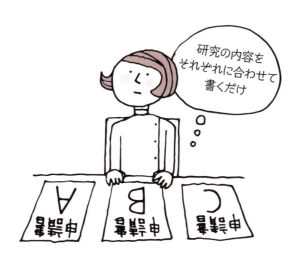

が大きく異なると実際に購入できない場合や大幅に予算が余ることもありますので注意が必要です．他には，研究データの保存や解析に使用するためのパソコンの購入や実験記録に使用するデジタルカメラ等の購入も可能です．特に，個人情報を含んだデータ管理には注意が必要ですので，オフラインで使用するパソコンがあると便利です．

❷ 謝金

多くのリハ研究で使用する謝金は，実験参加者に対する報酬や謝礼（研究協力費）になると思います．また，実験補助員や調査員に対する給与としても使用できます．実際にいくらの謝金を支払うかどうかは自由だと思いますが，筆者は研究参加者の研究協力費は研究地域のアルバイトの平均時給を参考に決めています．

❸ 旅費

研究者自身や共同研究者が研究の打ち合わせや実験を実施する場所に移動するのに必要な交通費，宿泊費，日当等になります．また，研究成果の発表や情報収集のために学会に参加する際に必要な交通費や宿泊費も該当します．正確な費用ではなく，大まかな費用で問題ありません．

❹ 消耗費

使い捨ての電極やCD-Rといった記録メディア等の購入費になります．乳酸や血糖等簡易測定キットで測定する場合の試薬や針等も消耗費になります．

❺ その他，雑費

上記項目に該当しないものは，すべてその他になります．

研究の実施に必要なものであれば，その内容を詳しく問われることはないと思います．さらには，研究開始後に申請時と一部内容が変わったり使用年度が変わったりする場合，簡単な計画変更届を提出すれば変更可能ですので，申請時の予算は大まかなもので十分です．

おわりに

この項では研究費を獲得するために必要な研究助成金や補助金の公募申請について述べました．研究費といえば科研費ですが，科研費の申請には研究機関に所属し，ある程度の研究成果が必要です．科研費に申請するためにも，研究成果を積み上げることが肝心です．科研費の申請書類の書き方に関しては，多くの成書があります．筆者が愛読しているのは，児島将康先生が執筆した『科研費獲得の方法とコツ』（羊土社）[2]です．科研費申請のときはもちろんですが，他の助成金の申請書類を作成するときにも活用できるコツが満載です．研究助成金の公募に申請したいと思っていても，なかなか申請できないものです．しかし，いつの日か科研費を獲得するためにも，はじめの第一歩が必要です．

（松瀬博夫）

参考文献

1) 助成財団センター編：助成財団　研究者のための助成金応募ガイド 2017，助成財団センター，2017.
2) 児島将康：科研費獲得の方法とコツ，改訂第4版，羊土社，2015.

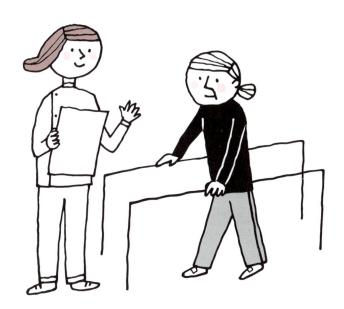

7 産学連携って？
―企業との共同研究

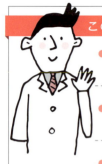

この項のポイント

- 産学連携はアカデミアの長所（臨床実証による評価）と産業界の長所（製品製作技術）の連携による相乗効果，協奏効果を生む！
- アカデミアは産業界の立場や考え方を理解し，立場を尊重して産学連携を進めよう！
- シーズ提供ばかりでなく，アカデミアからのアイデア，ニーズの産業界への提供によって産学連携による成功の可能性は一層広がる！

はじめに

　最近，大学等のアカデミアでは産学連携の積極的な推進が図られ，産業界もアカデミアとの連携に積極的に取り組むようになりました．この項では，産学連携が推進される背景やその経緯，産学連携のあり方，展望や産学連携におけるアカデミアとしての留意点等を筆者なりの考え方を中心に概説していくことにします．

● 産学連携の背景・流れ

　筆者が学部，院生だった40年以上前は，学生運動が盛んで教育の自主性が叫ばれ，大学と産業界との連携が罪悪視され，産学連携は下火の時代でした．その後，日本経済が低成長時代に入った1990年代から，技術革新による産業基盤強化が論じられ，工学系分野を中心に企業からのアカデミアへの接近が盛んとなりました．21世紀に入って，国立大学法人法[1]，知的財産基本法[2]が制定施行され，アカデミアでのイノベーションが求められ研究成果の社会貢献が規定された結果，アカデミアは文部科学省の指導により知的財産本部，産学官連携本部を，経済産業省の指導により技術移転機関（TLO）を設置し，積極的に企業との連携を目指すようになり今日に至っています．

　産学連携とは，文字通りアカデミアと産業界が協力して，相互の能力を協奏的に活用し社会貢献することです．したがって，さまざまな産学連携が存在しますが，この項ではリハ分野を中心にアカデミアからの研究に基づいた産学連携に絞って記載します．

● 医系分野におけるアカデミアの産学連携での特徴

　医系大学等のアカデミアの問題点は，工学系分野と異なり，自らの発想・アイデアをもとに開発したシーズの試作品製作すらおぼつかなく，改良し製品化することがほぼ不可能なことです．このことから，医系アカデミアのシーズは主にニーズに基づくアイデアや機能中心となりがちで，仮に試作品を作成できても完成度は低く製品化には程遠いこととなります．したがって，医系アカデミアの研究から生まれる成果やニーズの実用化とそれによる社会貢献のためには，特定の企業との共同開発をする必要があります．こういったことからアカデミアと産業界との共同開発の推進部署として，産学（官）連携本部やTLOが設立され，アカデミアからも産業界へのアプローチが積極的に行われるようになりました．

　さらに，リハ関連の発明の中心となる医療機器，医薬品等の製品化・販売には厚労省の認可が必要であり，アカデミアはこの能力や経験を有していません．したがって，これらの発明の実用化には，ものづくり企業のみとの産学連携では不十分で，認可取得・販売能力を持つ企業との連携も必要でハードルが高くなります．特に，医療機器分野では，多くのものづくり企業はこの能力を有していません．したがって，ものづくり企業と認可能力を有するいわゆる製品販売企業（製販企業）との三者連携が必要となります．

● 産業界と医系アカデミアとの産学連携の最近の状況

　最近，オープンイノベーションが大きく取り上げられ，産業界が特定のアカデミアとの固定化された連携ではなく，広範なアカデミアのアイデア，研究成果等の活用を目指し，アカデミアとの連携を進めるようになってきました．特に医系では製薬関連企業によるオープンイノベーションが盛んに行われ，個々の製薬企業独自の関心分野に絞って，公募形式でアカデミアからの研究テーマを募集しています．採択テーマで進展があった場合は，本格的な共同研究開発へとステップアップさせ，実用化を目指すシステムです．このように，研究分野が多様化したために企業単独での開発型から，産学連携での開発型にシフトし，現在，多くの開発型製薬企業はオープンイノベーションを積極的に行っています．

　一方，医療機器関連での産学連携の最近の動向は，多くのものづくりの中小企業が医療機器に関心を持ち始めたことです．この背景は，経済産業省が中小企業対策の一環として積極的に医療機器産業へのものづくり企業の参入を推進していることが大きく影響しています．同時に，医療機器産業の景気，不景気に左右されない特質や超高齢化社会に向けて需要の拡大が期待されることも大きな要因となっています．

　これまで，このようなものづくり企業は大企業の要求に対応して，極めて優れた技術によるものづくりをすることはできたのですが，どのような医療機器を製品としたらよいかについては，全く見当がつかない状況でした．これに対応するため，最近経済産業省（および経済産業局）はいくつかの団体に委託して，医療機器にかかわる産業化の推進事業を盛んに行っています．この事業では医系アカデミアのニーズやシーズを紹介し，これらを企業シーズとして製品開発を行う，産学連携マッチングシステムが実施されています．このシステムでは，ものづくり能

力のないアカデミアにとっても優れたものづくりパートナーを得ることができ，また，高度で優れた技術を有する企業が医療機器の開発目標の情報を得ることができることになります．アカデミアと企業が互いの不足部分を補う WIN-WIN の関係ができることになり，産学連携に関して非常に優れたシステムといえます．このような経済産業省（経済産業局）の支援事業の例としては，三菱総合研究所が主催する医療機器アイデアボックス[3,4]や大阪商工会議所が主催する次世代医療産業化フォーラム[5]等が挙げられます．その他，地域活性化の一環として，自治体ベースで政府補助のもとに同様の事業が行われているのも数件散見されます．現在，医療機器アイデアボックスは，日本医療研究開発機構（Japan Agency for Medical Research and Development；AMED）[6]を通して三菱総研に委託されており，次世代医療産業化フォーラムは大阪商工会議所独自の事業として活動しています．

● アカデミア，研究者からの産学連携へのアプローチ

アカデミアが産学連携を通じて研究成果をいかに実用化につなげるか，医療機器関連での連携を中心に記します．アカデミア（学）が企業（産）にアイデア，シーズ，ニーズを提示，公表しなければ当然，産学連携につながりません．したがって，これらの情報提示，公開は最も重要となります．ではどのように情報提示，公開するべきでしょうか．

これらの情報は当然，知的財産であり，いわゆる発明そのものや発明につながるアイデアとなります．安易な情報の提示・公開は知的財産の価値を損なうことになります．たとえば，特許等の出願前の公表は新規性の喪失や第三者に出願（冒認出願）されることとなり避けねばなりません．当然，前述のフォーラム等の発表にも適用されます．

通常，多くの技術移転・産学連携部署ではこのような場合，情報開示は特許出願し特許公開後に行われます．これは，特許公開制度の趣旨に沿って，できる限り，第三者に知られることを防ぐことを目的としています．また，アカデミアから産学連携を目的としたパートナー探しでの情報開示は個別に行われます．このパートナー探しはアカデミアが最も注力している活動です．この場合，出願前のアイデア段階，特許出願後の未公開期間であっても情報の開示がなされています．この際の情報開示では，情報が公になることを防ぐ必要があり，また，企業からの単独出願の防止措置も必要であることからアカデミアと企業との間での秘密保持契約（non-disclosure agreement；NDA）を締結することになります．この契約では，秘匿すべき情報を相手方から得たものが第三者へ開示することを制限されますので，契約締結により開示された情報は特許法でいう公知にならず，新規性を喪失しません．また，冒認出願も禁止することができます．研究者の皆さんが情報を企業に開示する場合には，産学連携担当部署に相談してNDA締結の要否を検討してから行うことを推奨します．

企業とNDAを締結していない情報を開示した場合，新規性喪失といった特許出願を阻害したり，開示情報をもとに企業が開示者に無断で単独出願する恐れがあります．ときどき，アカデミアと企業の間で，このようなことでの軋轢が生じることが見受けられます．

● 企業（産業界）からみた産学連携について

　産学連携はアカデミアが一方的に企業に要望してもうまくいきません．個々の企業の考え方，立場や方針があります．ときどき，企業自体が開発している製品とアカデミアのシーズが同一内容の場合もあります．アカデミアが求めるNDAでは情報開示類似技術の企業の単独出願を禁止します．そうしますと，これまで企業が独自で開発した部分も開示情報に関連すると企業単独での特許出願ができなくなります．このことから，多くの企業ではいきなりNDAを締結して情報の開示を求める危険を回避します．したがって，企業，特に大企業は最初，秘密にかかわらない一次情報の提供を希望します．これは一見，情報がうまく伝わらず，産学連携にとっては，障害になると思われるかもしれませんが，企業の欲する一次情報とは，それがどの分野の製品・技術かや，その製品・技術の目的と効果についての情報であり，詳細な製品・技術の創意・工夫は不明でも当初の判断が可能になります．それは，一次情報で自らの研究開発との競合の有無が判断できるからです．企業は，一次的な判断で，これまでの成果の妨げとならず共同開発の可能性検討を望むとき，NDAを締結して詳細情報の開示を受けることになり，シーズに魅力を感じた場合に共同開発，共同研究等の産学連携へ進むことになります．したがって，NDA締結には拙速にならず，企業の要望を配慮して進める必要があります．

● 産学連携の推進に障害となるものは？―企業の意をくもう

　産学連携には通常，共同研究と企業からアカデミアへの委託研究が挙げられます．ここではアカデミアのシーズをもとにした共同研究での産学連携を中心に記載します．

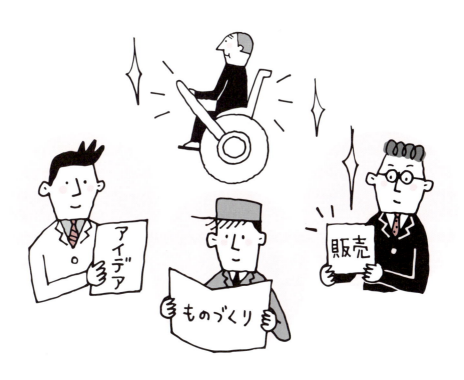

アカデミアとして，自らのシーズやアイデアをもとにした産学連携では，アカデミアにおける多くの産学連携部門は共同研究や受託研究（企業にとっては委託研究）の遂行による共同研究費や受託研究費の導入を望みます．一方，アカデミアの発明やシーズは基礎的であり，試作品すらない場合も多く製品化には程遠いものです．このような不確実性の高いシーズに対していきなり多額の資金を企業が投入するのは大きなリスクとなります．特に，中小企業ではリスクが過大すぎて産学連携を躊躇する可能性があります．つまり共同研究費の負担が障害となります．同様に，大学出願特許の実施料をいきなり求めることも事業性の不確かな段階では企業にとって大きな負担となります．

　このような企業への要求は，アカデミアが強く希望するアカデミア発のシーズやアイデア等の実用化と，それに伴う社会貢献への道を自ら閉ざす危険性が高くなります．

　したがって，産学連携を推進するうえで，アカデミアとしてはこのような障害を可能な限り取り除く必要があります．このためには，企業の状況を十分に理解し，アカデミアのシーズやアイデアの評価を客観的に行い，双方が歩み寄れる条件を探ることが重要となります．

● これからの産学連携への取り組みとして—アカデミアも産業界に歩み寄ろう

　前述したように，事業性の不確実な段階で，試作品，改良品製作から製品を目指す共同研究では，企業にとって大きな資金的負担は厳しい状況です．一方，アカデミアとしては，共同研究費収入や特許の許諾による一時金収入を望みます．その結果，アカデミアと企業の間に相反する利害が生じ，お互いにジレンマに陥ることになります．特に中小企業との連携では顕著となります．

　この打開策のひとつとして，アカデミア同士の共同研究開発方式の応用が提案されます．この方式は，アカデミア同士の共同研究と同様に，アカデミアと企業それぞれの自己負担によって各分担テーマを実施し，試作品，プロトタイプを製作評価する方式です．この方式では，当面の企業の資金的負担は軽減され，企業として産学連携を受け入れやすくなります．問題点として医療機器開発では試作段階から性能評価のための動物実験や臨床実験を必要とし，人員不足，資金不足のアカデミアには大きな負担となり，加えて，企業（特に中小企業）も最終製品化には医療機器認可費用等高額な資金が必要なことが挙げられます．

　この問題点の解決策のひとつとして，公的補助金の利用が挙げられます．政府は医療分野への研究開発に注力し，各種の補助金政策を行っています．特に2015年度から医療分野の効率的研究開発を目指し，省庁横断的な組織である前述のAMEDが設立され医療分野の補助金政策の一元化が進められています．また，多くの地方自治体でも中小企業活性化を目的とした開発補助金制度があります．このような補助金は出口製品が明確で，将来性を有し，かつ，開発ステージでの成果が認められる案件へ補助がなされます．したがって，産学連携方式として初期段階では企業と互いに分担して進め，その成果をもとに補助金を受ける本格的な研究開発へステップアップする，産学に官を含めた"産学官"連携が受け入れやすい方式ではないかと思われます．仮に，補助金が受けられない場合でも，当初，企業の負担を軽減しながら得られた成果によって，企業自体がその事業性も見極めることができ，開発投資もしやすくなります．

実際，筆者が所属する大学ではこの方式により，ほとんどの企業に快く受け入れられ，大学のシーズをもとにした産学連携も年々増加し，最近では実用化製品が出始めています．

また，最近，アカデミアは産学連携活動によって企業とのつながりが広がり，研究者のアイデア段階のシーズやアカデミアのニーズをもとに，その分野の技術を得意とする企業に情報提供し，共同開発するケースが年々増えており，共同で製品のプロトタイプ作成，評価を行い，その成果を共同で特許出願へとつなげます．このようなケースは特にスピード感を持った実用化に向けての開発が期待され，今後，アカデミアが目指す好ましい産学連携の形になると思われます．

● 産学連携における，アカデミアと企業の契約─共同研究契約

共同研究が開始される際，種々の取り決めを明確に規定するために共同研究契約を締結します．規定が曖昧だと，研究成果や特許出願の取り扱い等で，思惑違いでの軋轢が生じる恐れがあるからです．共同研究契約で最も重要なことは成果の取り扱いと，企業の実施料の支払いになります．共同研究成果の帰属は通常，成果への貢献度で，単独もしくは共有となります．特許も同様に取り扱われます．この際，費用負担の取り決めも必要になります．

条件規定での最大の問題は，共有特許の企業実施の際の自己実施料の設定の可否に関する問題です．アカデミアは当然，商業活動ができないので収入はライセンス収入のみですが，企業は販売等で利益が生じます．アカデミアにはこの収入がありません．そこで，企業が商業活動をした場合には自己実施料の支払いを要求します．自己実施料は一般的には不実施補償料といわれています．企業はこの支払いについて，最近は受け入れるようになっており，かつアカデミアにとっては，妥協できない条項です．

おわりに─産学連携は気長に

従来，アカデミアは企業との共同研究では研究費収入を期待してきました．これは，従来の共同研究は企業からアカデミアへのテーマ持ち込み形式が大半であったことに由来します．この場合，企業は共同研究費納入に抵抗はありません．企業の事業性が明確になされているからです．一方，アカデミアのシーズやニーズによる産学連携は，不確定要素が大きくリスクは高くなります．また，アカデミア同士の共同研究はそれぞれの資金で遂行し，公的資金補助金も活用します．企業との産学連携の形として推奨するのは，まさに産学連携をアカデミア間と同様に進めることです．当初段階でいきなり企業からの資金導入の要求（短気）をすることで産学連携の障害を高くし実用化を阻む（損気）より，相互理解し，企業とともにテーマを大切に育てることで実用化の確率が高まります．そして，楽しみ（実用化によるライセンス収入）を気長に待つことをお勧めして，この項のまとめとします．

（井上　薫）

参考文献

1) 国立大学法人法：第 22 条第 1 項第 3 号及び第 5 号．2003 年 7 月 16 日．
2) 知的財産基本法：法律第 122 号第 7 条第 1 項．2002 年 12 月 4 日．
3) 医療機器開発支援ネットワークポータルサイト：http://www.med-device.jp/
4) 医療機器アイデアボックス：https://mri-inquiry.smktg.jp/public/application/add/45
5) 次世代医療産業化システムフォーラム：https://www.osaka.cci.or.jp/mdf/
6) 国立研究開発法人日本医療研究開発機構（AMED）：http://www.amed.go.jp/

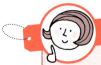
ひとくちコラム

産学連携を推進する際に医療者（アカデミア）側に求められる姿勢

　産学連携が盛んにいわれて久しいです．当初は産学連携により学（アカデミア）の優れた技術がすぐに移転され実用化されるといった期待が特に学の側にはありました．同時に学のシーズやニーズは高度なもので産（企業）はすぐにでも興味を示し，実用化をしてくれるものと期待していました．

　しかし，時が経過するに従い，産学連携への考え方やあり方も変わってきました．特に医療分野では，学の成果の実用化には長い時間を要することを産学双方とも実感するようになっています．

　この背景として学の成果は，その製品化という道程の中で，質的レベルは高いものの極めて基礎的であり，いわば川上に位置しています．したがって，製品化・実用化（川下）までの道程が長いのです．

　特に，リハ等の医療機器分野では学単独では製造も販売もできず，かつ，厚労省の認可の能力も持っていません．したがって，企業の支援が必須となります．また，実用化は想像以上に時間と資金を必要とし，高いリスクを伴い，このリスクは企業が負うことになります．

　医療者側としてはこういった企業の事情を慮り，かつ，企業の助けがなければリハ分野での成果の実用化はあり得ないことを肝に銘じて欲しいものです．

　急いてはことを仕損じます．産学連携の入り口で多額な共同研究費を求める等で高い壁を築かないで欲しいのです．壁を低くし，産学連携・共同開発の機会を広げたいものです．

（井上　薫）

8 いざ研究を進めよう
―研究実施

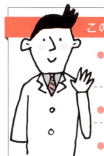

この項のポイント
- リハ医学研究は「人を対象とする医学的倫理指針」に準拠して行おう！
- 研究の新規性，独創性，革新性を明確にしよう！
- 連結可能匿名化によるデータ管理を行おう！

はじめに

　人間を対象とする医学系研究は，「人間（human subjects）を対象として，疾病の成因の究明，および病態の理解や，疾病の予防や医療における診断方法および治療方法の改善または有効性の検証を通じて，国民の健康の保持増進または患者の予後若しくは生活の質の向上に資する知識を得ることを目的として実施される活動である」とされており[1]，リハ医学研究もこれに該当します．

　Ⅰ章では，「計画と実施―研究計画の立案から研究費獲得，実施まで」ということで稿を進めてきました．これらを踏まえて，この項では新しいリハ機器の臨床研究を想定し，「研究実施」についてⅠ章の総括的な内容も含めて解説していきたいと思います．

● 新たな倫理指針

　研究実施にあたっては，倫理と利益相反の問題があります．これらについては，「Ⅱ章 倫理と利益相反」の中で解説していますが，平成26年12月に厚生労働省から公表された新たな「人を対象とする医学的研究に関する倫理指針」を踏まえて研究を実施する必要があります[1,2]（平成29年2月一部改正）．この新たな倫理指針では，研究機関の長の責任の所在が明確にされるとともに，すべての関係者が，基本方針として遵守することが求められています．医学系研究は，研究実施にあたり，この倫理指針に沿って実施されなければなりません（**表1**）[1]．

● プロトコル（研究計画書）

　作成したプロトコル（研究計画書）に沿って研究を実施していきます．プロトコルは，多職

表1 人を対象とする医学系研究に関する倫理指針で遵守すべき項目

①社会的および学術的な意義を有する研究の実施
②研究分野の特性に応じた科学的合理性の確保
③研究対象者への負担ならびに予測されるリスクおよび利益の総合的評価
④独立かつ公正な立場に立った倫理審査委員会による審査
⑤事前の十分な説明と自由意思による同意
⑥社会的に弱い立場にある者への特別な配慮
⑦個人情報等の保護
⑧研究の質および透明性の確保

(全国医学部長病院長会議)[1]

表2 プロトコル(研究計画書)に必要な項目(例)

①表紙:課題名,代表者名,緊急連絡先等
②研究の概要,背景
③目的
④仮説
⑤実施計画
⑥データの収集,解析計画
⑦倫理的事項
⑧実施体制
⑨付録,参考文献等

種の共同研究者が理解できる内容で記載することが重要となります.文献検索を十分に実施して科学的根拠のもと,内外の当該研究の現状を記載します.実施する研究の新規性,独創性,革新性を述べ,研究の必要性を明確にします.実施する研究によって得られるであろう結果を想定し,仮説を立てます.そして,この仮説を証明するために具体的な方法を決定していきます.実験終了後の論文作成も想定して項目ごとに記載していき,参考文献を記載する際には,引用部分に肩番号等をつけて,巻末にリストを記載します(表2).

実験実施においては,観察および検査項目等についてスケジュール表を作成し研究を実施していきます.スケジュール表は研究の進捗状況が一目で理解できるように,また,多職種の研究参加者の誰が見てもわかるように記載します(図).

● リハビリテーション研究の体制

内科的な試験薬を用いた研究であれば,実際の被験者の取り扱いは評価のための数週間に1度の受診になることがほとんどです.しかしながら,リハの介入研究となると,頻回に被験者への対応が必要となります.たとえば,週3回の筋力増強器具の研究を4週間実施するとすれば,合計で12回の筋力訓練を実施することになり,その都度来院してそれぞれの訓練前後の準備,さらに定期的評価までを含めこれらを累積すると,長時間にわたり被験者を拘束することになります(図).これは研究者側にも大きな負担となります.また,拘束時間が長いことにより,被験者や研究協力者への経費がかさみ,研究予算に占める当該支出の割合が大きくな

項目	前観察期間	介入開始日	介入期間												介入後
時期	2~4週間前	0週	1週			2週			3週			4週			終了4週後
		介入回数	1	2	3	4	5	6	7	8	9	10	11	12	
受診	○	○	○	○	○	○	○	○	○	○	○	○	○	○	○
同意取得	○														
被験者背景確認	○														
訓練実施			○	○	○	○	○	○	○	○	○	○	○	○	
評価 自覚症状	○	○	○	○	○	○	○	○	○	○	○	○	○	○	○
評価 他覚所見	○	○	○	○	○	○	○	○	○	○	○	○	○	○	○
評価 有害事象	○	○	←——————————————————————————→												
評価 筋力測定	○							○						○	○
評価 MRI検査	○							○						○	○
評価 血液検査	○							○						○	○

図 スケジュール表
筋力増強器具の4週間の介入研究を想定．週3回，計12回のトレーニングを実施．トレーニングは院内で通常のリハと同様に行い，その都度，診察を行った結果を示す．このように，リハの介入研究では，被験者を長時間にわたって拘束し，研究者の負担も大きい．

ってしまうことも，リハの介入研究の特徴といえます．

このようなことからも，臨床研究のための組織作りを進めていく必要があり，リハ機器においても薬剤と同様に clinical research coordinator（CRC，臨床研究コーディネーター）等の職種を活用して研究業務の分担と効率化による研究の質の向上を進めていく必要があります．統計，知的財産，臨床試験，医療安全等，従来の大学にある人員や組織再編を進めて，Academic（clinical）Research Organization（ARO）に代表される，薬物や医療機器の臨床研究を統括し支援する組織の整備が，医学部のある大学では進められています．

● 個人情報の管理とインフォームド・コンセント

1）データの記録と保管

研究責任者は，研究に関するデータを適切に管理する必要があります．通常リハの臨床研究では，データ管理は匿名化された情報と研究対象者の対応表を作成して行います．これは，改正前の倫理指針では連結可能匿名化とよばれ，症例を独自のIDで管理し，ID一覧表は別ファイルで管理するなどして，個人情報を特定できないようにしたもので，データ公開においては，被験者との事前のインフォームド・コンセントで被験者から同意を受けた開示範囲や，被験者が特定できる情報の開示は行わない等，被験者の個人情報保護に努める必要があります．

研究を実施する者は，研究に参加する被験者の個人情報保護を厳密に実施する必要があります．研究者の所属する機関や施設には個人情報保護に関する規定があるはずですので，それに従う必要があります．

2）インフォームド・コンセント

　研究を実施する者は，被験者（もしくは代諾者）に対して，説明文書等を用いて研究内容を十分に説明しなければなりません．その際，被験者は医療に関する専門知識や医療関連の法律等の法規制に関して専門知識を有していないこと，疾病を有する患者であれば自身の疾病について不安に感じていること等を考慮して，被験者に心理的不安を招かないようにわかりやすい内容で，十分な説明を行うことが求められています．被験者（もしくは代諾者）が説明内容を十分に理解し納得したことを確認した後，被験者（もしくは代諾者）の署名等を受けるようにします．

■ 介入研究，有害事象とその対応

1）介入研究と侵襲

　介入とは，研究目的で人間の健康に関するさまざまな事象に影響を与える要因（健康の保持・増進につながる行動，医療における傷病の予防，診断または治療のための投薬，検査等を含む）の有無や程度を制御する行為（通常の診療を超えた医療行為であって，研究目的で実施するものを含む）を指します．すなわち介入研究とは，人間を対象とした侵襲性のある研究のことを指します．

　侵襲とは，研究目的で，穿刺，切開，投薬，放射線照射，心的外傷に触れる質問等，日常生活で被る範囲を超える刺激，研究対象者の身体または精神に対して与える行為のことを指します．侵襲のうち，研究対象者の身体および精神に及ぼす作用が少ないものは「軽微な侵襲」として取り扱われます．

　「介入」は，英訳すると「intervention」となります．このようなことから，リハの臨床現場でしばしば用いる「理学療法の介入」等「介入」の使い方について，他分野の研究者からは，誤用ではないかと指摘を受けることがあります．

2）有害事象の発生

　介入研究では特に，有害事象の発生の可能性を念頭に置かなければなりません．有害事象には，各種検査値の異常も含め，内容，発現・消失時期，程度，処置，転帰，重篤性評価，介入との関連性等を記録するとともに，被験者にその旨を説明する必要があります．さらに必要があれば追跡調査を実施します．

　研究に関連する重篤な有害事象の発生があった場合，被験者の安全確保を最優先し，所属する施設の長および倫理審査委員会に報告を行わなければなりません．危険性が研究の利益を上回る等，場合によっては，研究を中断，中止，もしくは終了を検討しなければならない場合があります．

3）有害事象の重症度評価と対応

　有害事象が発生した際は，重症度評価を行うとともに，それぞれの重症度に合わせた適切な対応を取らなければなりません．①軽度：無処置で投与継続可能な状態，②中等度：何らかの処置により投与継続可能な状態，③重度：投与中止あるいは研究を中止すべき状態等と定義し

て行います．

さらに，重篤な有害事象とは，①死に至るもの，②生命を脅かすもの，③治療のための入院または入院期間の延長が必要となるもの，④永続的または顕著な障害・機能不全に陥るもの，⑤先天異常をきたすもの，の5つとされています．

また，予測できない重篤な有害事象が発生する場合があります．これは，重篤な有害事象のうち，研究計画書やインフォームド・コンセントの説明文書等において記載されていないもの，あるいは記載されていてもその性質や重症度が記載内容と一致しないものをいいます．

4）健康被害の補償について

特に介入研究では，研究責任者はあらかじめ有害事象の発生の可能性を念頭に置き，保険やその他の必要な措置を講じ，補償の有無とその内容を研究計画書や説明文書中に記載しておかなければなりません．施設ごとに取り決めがあれば，それに従います．健康被害の補償は，該当する補償の内容を具体的に規定することが必要となります．介入研究では，賠償責任に備えるため研究責任者または研究分担者は賠償責任保険に加入しなければなりません．

「臨床研究に関する倫理指針」では，医薬品または医療機器を用いた介入研究において研究対象者に生じた健康被害の補償のために保険やその他の必要な措置（医療給付を含む）を講じること，またその内容の研究対象者への説明が求められています[3]．

● 研究の終了と中止・中断

1）研究の終了，中止・中断基準
❶ 研究の終了

計画された研究が予定どおりに終了した場合，研究責任者は，研究を実施している施設長，倫理審査委員会へ終了報告書を提出します．

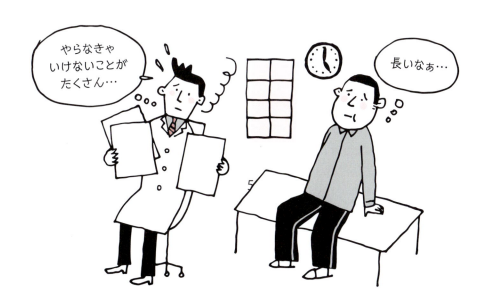

表3　研究の中止・中断基準

①安全性，有効性に関して重大な情報が得られたとき
②被験者のリクルートが困難で予定数を達成することが到底困難と判断されたとき
③予定数または予定期間に達する前に試験の目的が達成されたとき
④倫理審査委員会により，実施計画等の変更の指示があり，これを受け入れることが困難と判断されたとき
⑤倫理審査委員会により，中止の勧告あるいは指示があったとき
⑥多施設で行う場合は，研究代表者あるいは実施計画書で規定する委員会等で，上記の事項を検討し，試験の継続の可否を検討する

表4　個々の被験者における研究の中止・脱落基準

①研究対象者から研究参加の辞退の申し出や同意の撤回があった場合
②登録後に適格性を満足しないことが判明した場合
③原疾患が完治し，継続実施の必要がなくなった場合
④原疾患の悪化のため，研究継続が好ましくないと判断された場合
⑤合併症の増悪により継続が困難な場合
⑥有害事象により継続が困難な場合
⑦妊娠が判明した場合
⑧著しくコンプライアンスが不良の場合

❷ 研究の中止・中断

　研究責任者は，中止または中断を決定したときは，速やかに研究実施機関の長にその理由とともに文書で報告する必要があります(表3).

2) 個々の被験者の中止・脱落基準

　医師が研究を中止することが適当と判断した場合，あるいは研究者が何らかの理由で研究継続が不可能と判断した場合，中止・脱落の日付・時期，理由，経過を記録するとともに，中止・脱落時点で必要な検査を行い，評価を行います．さらには健康被害があった場合はその対応を行います(表4).

3) 研究実施の変更

　予定外の事態が生じ，研究実施の変更が生じた場合は，倫理審査委員会に変更届を速やかに提出し，承認を受けなければなりません．小さな変更であれば，迅速審査等で承認を得られますが，大幅な変更を余儀なくされる場合は，再度倫理申請書を作成して再審査が必要な場合があります．

おわりに

　リハにおける研究の実施について，臨床研究を中心に解説しました．研究終了後は，続いてデータ整理を行い，論文作成や学会発表という流れになります．これについては，「Ⅲ章　研究

成果の発表」「Ⅳ章 研究論文の作成と投稿」で解説しています．

　リハ研究は他診療科の研究と比べ，介入による被験者の拘束時間が長時間となり，研究者側の被験者対応にも労力を要します．今後は，新たなリハ機器の医療機器承認に向けた臨床研究も積極的に実施されるものと考えられ，特に，介入研究に伴う有害事象とその対応について述べました．リハ機器による侵襲は大きなものではなく，重篤な有害事象の発生は考え難いとしても，この項で述べたプロセスは臨床研究として避けては通れないものです．

（志波直人）

参考文献
1) 全国医学部長病院長会議：研究者主導臨床試験の実施にかかるガイドライン— Guideline for investigator-initiated clinical trials ver-10：https://www.ajmc.jp/pdf/guideline_01.pdf
2) 文部科学省，厚生労働省：人を対象とする医学系研究に関する倫理指針（平成29年一部改正）（2017）：http://www.mhlw.go.jp/file/06-Seisakujouhou-10600000-Daijinkanboukouseikagakuka/0000153339.pdf
3) 厚生労働省：臨床研究に関する倫理指針：http://www.jst.go.jp/announce/rinri/shishin_rinri.pdf

ひとくちコラム

他診療科との共同研究

　最近，筆者らのリハ科でも，特に内科系診療科との共同研究の機会が増え，心臓血管内科，肝臓内科，内分泌代謝内科，腎臓内科等との共同研究を実施しています．他診療科との共同研究は研究業績のみではなく，リハへの理解を深め，臨床における協力体制がさらに強固なものになる機会ととらえ，積極的に取り組んでいます．

（志波直人）

II

倫理と利益相反

倫理審査委員会への
書類提出と研究承認まで

1 倫理とは何か
―人を対象とした医学研究倫理について

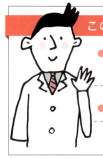

この項のポイント

- 研究を開始する前に，医学研究に関する法律や倫理指針を理解しよう！
- 研究倫理の歴史的背景を理解しよう！

はじめに

　法は国家権力等によって強制される他律的な規範であり，守るべき最低限のルールです．一方，倫理は自主的な遵守が期待される自律的な規範です．これら2つは相反するものではなくお互いに補完しあうべきものです．これまで「ヒポクラテスの誓い」に始まるさまざまな医の倫理が発展してきました．日本医師会のホームページには医の倫理の基礎知識に関する記載があります（http://www.med.or.jp/doctor/member/001014.html）．

　医療行為は倫理規範以前に医師法や刑法等さまざまな法律により規定されています．一方で，わが国では法律で規定されている医学研究は限られており，多くは倫理指針で規定されています．実験的な医療行為は医学的に確立された手段方法に基づいて実施されるとはいえないため，その行為の違法性を阻却するために倫理審査委員会による審査を受け，承認された後に実施されなければならないと考えられています．以下に，人を対象とした医学研究を始めるにあたり，知識として必要な研究倫理の簡単な歴史と重要な倫理指針や法律について概説します[1]．

■ ナチス・ドイツの人体実験とニュルンベルク綱領

　現在の医学研究倫理に多大な影響を与えた事件として，ナチス・ドイツの人体実験とその軍事裁判が挙げられます．ナチス・ドイツを連合国が裁いたニュルンベルク国際軍事裁判のうち，アメリカが単独で担当した12のいわゆる「継続裁判」の第一法廷の第一事件は，23人の被告中20人が医師であるという特異な裁判でした．7名が絞首刑（うち医師は4名），5名が終身刑，4名が禁固刑（20年が2名，15年と10年が各1名）に処せられました．この裁判前に人体実験に関する明確な倫理規定がなかったため，この裁判の中で検察側が採用した，ナチス・ドイツが人体実験を行う前に出された倫理綱領や法律が以下のものであり，これらを根拠に人体実験を行った医師らの有罪が決定しました[1,2]．

1）ヒポクラテスの誓い

紀元前5世紀の医師であるヒポクラテスの弟子たちによって編纂された「ヒポクラテス全集」中の医師の職業倫理についての宣誓文です．2000年以上前に書かれたものですが，多くは医療倫理の根幹を成し，現代にも十分通用するものです．「善行，無危害及び正義の原則」や「守秘義務」に関する記載はあるものの「自律尊重原則」については言及されておらず，研究倫理に関する言及もないことが問題となりました．世界医師会が採択したジュネーブ宣言（1948年）は医師の職業倫理に関する宣言であり，現代版「ヒポクラテスの誓い」です．

2）パーシバルの倫理綱領（1803年）

近代倫理綱領の先駆けとされており，新しい治療の試みにおける同僚への相談の必要性が述べられています．ただし被験者の保護と同意に関する記載はありません．

3）バーモントの倫理綱領（1833年）

被験者の自発的な同意が必要なこと，被験者が苦痛を訴えた場合，実験は中止しなければならないことが述べられています．

4）ベルナールの実験医学研究序説（1865年）

医学研究における実験の重要性を説いた科学書であり，被験者に有害な実験は行うべきでないとしています．一方で，有益であれば治療的実験を行うことは問題ないと述べられています．また苦痛を与えなければ囚人を被験者とすることは許されるとされています．しかしながら被験者の同意に関しては述べられていません．

5）プロシア帝国の宗教・教育・医療省令（1900年）

非治療目的の研究を，未成年者や法的無能力者を被験者として行うこと，被験者の同意や副作用の説明なしに行うことを禁止しています．

6）ドイツ内務省の新治療法および人体実験に関する規制（1931年）

事前に動物実験を行うこと，患者本人か後見人が新しい治療法に関する情報を知ったうえで同意を得なければならないこと，被験者が18歳未満の場合は新治療法を用いることが妥当かどうか注意深く吟味しなければならないこと，等が詳しく規定されています．

ニュルンベルク綱領（1947年）：ニュルンベルク軍事裁判の判決に伴い，表1に概略する10項目の「許容される人体実験の倫理基準」が明文化されました．人体実験（非治療的人体実験）に関する初の国際的指針であり，その後の医学研究倫理ガイドライン等の原型になっています．

●ニュルンベルク綱領以降の主要な国際的医学研究倫理ガイドライン

1）世界医師会（WMA）のガイドライン

世界医師会は1947年に設立され，これまでに「ジュネーブ宣言」（1948年），「医の国際倫理

表1　ニュルンベルク綱領

①被験者の自発的な同意が必要不可欠である．
②実験は他の方法では得られない社会のためになる成果をもたらすべきである．
③実験は動物実験や病気の自然経過等から予想される結果が実験を正当化できるべきである．
④実験はすべての不必要な身体的および心理的苦痛と傷害を避けるべきである．
⑤死や障害を招くことが予想される実験を行うべきではない．
⑥実験の危険性が実験で解決される問題の人道的重大性を上回ってはならない．
⑦被験者を保護するため適切な準備と設備のもとに行われなくてはならない．
⑧実験は科学的に資格がある人物によって行われなくてはならない．
⑨実験を中断させる自由が被験者にあるべきである．
⑩傷害，障害あるいは死を招くことが予想された場合，実験責任者は実験を途中で中断すべきである．

綱領」(1949年)，「ヘルシンキ宣言」(1964年)，「リスボン宣言」(1981年)，「ソウル宣言」(2008年)，「マドリッド宣言」(2009年)等が採択されました．これらのガイドラインの中で，人を対象とした医学研究倫理に係るものがヘルシンキ宣言(日本医師会の訳文：http://www.med.or.jp/wma/helsinki.html)です[1,3]．

ヘルシンキ宣言(人間を対象とする医学研究の倫理的原則)：1964年の採択から複数回の改訂(最新の改訂は2013年10月)を経て現在(2016年1月時点)では37項目になっています．1975年の東京総会での改訂で，研究計画の倫理審査委員会での審議と承認の項が加わり，インフォームド・コンセントがより重視され「基本原理」に組み入れられました．またニュルンベルク綱領とは異なり治療的実験と非治療的実験を区別しています．現在最も主要な，人を対象とした医学研究の国際的な倫理指針です．

2) 人を対象とする生物医学研究の国際倫理指針[1,4]

国際医学団体協議会(CIOMS)が1982年以来，開発途上国にヘルシンキ宣言を適用することを目的に，世界保健機関(WHO)の協力を得て作成したものです．最新のものは2002年改訂の第3版であり一般倫理原則(人格の尊重，善行，正義)等を述べた後，21の詳細な指針を示しています．

3) 国際人権規約 (1976年)

世界人権宣言の内容を基礎として，これを条約化したものであり，人権諸条約の中で最も基本的かつ包括的なものです．社会権規約と自由権規約は，1966年の第21回国連総会において採択され，1976年に発効しました(日本は1979年に批准)．社会権規約を国際人権A規約，自由権規約を国際人権B規約とよびます．B規約の第7条に「何人も，拷問又は残虐な，非人道的若しくは品位を傷つける取扱い若しくは刑罰を受けない．特に，何人も，その自由な同意なしに医学的又は科学的実験を受けない」という記載があります．

4）研究における被験者保護のための倫理原則とガイドライン（ベルモント・レポート）[1,5]

　ハーバード大学麻酔科教授のヘンリー・ビーチャーが1966年にNew England Journal of Medicineに発表した，22の非人道的な，人を対象とした医学研究の報告や，アメリカで実施されたタスキギー梅毒研究等の非人道的な人体実験の反省を契機に，1974年アメリカで国家研究法（National Research Act）が制定されました．この法律に基づき1974年に設置された「生物医学と行動研究における被験者保護のための国家委員会」が，「人を対象とする生物医学及び行動研究の実施の基礎となる基本的倫理原則と研究が実施されることを確保するための準拠すべきガイドライン（ベルモント・レポート）」を確立しました．ベルモント・レポートでは臨床研究と診療行為を明確に区別することが重要で，研究は審査されなければならないと述べられています．アメリカの委員会の報告書ですが，国際的によく知られている指針です．

　この報告書で特筆すべき点は，臨床研究で尊重すべき諸原則を3つの大原則にまとめている点です．3つの大原則とは，人格の尊重，善行，正義であり，この3つの原則を臨床研究の実施に適用する際に，それぞれ，インフォームド・コンセント，リスク・ベネフィット評価，被験者の選択，を考慮する必要があると述べています．アメリカでは，ベルモント・レポートを根本原則として，基本的にすべての機関が保健福祉省の連邦行政規則第45編第46部（45CFR46）の一部を，共通の規則（コモンルール）として採用するようになりました．

5）医薬品の臨床試験の実施に関するガイドライン（ICH-E6 GCP, 1996年：https://www.pmda.go.jp/files/000156725.pdf）

　Good Clinical Practice（GCP）は被験者が参加する臨床試験の計画，実施，記録および報告のための倫理的および科学的な国際的基準です．本基準の遵守は，被験者の権利，安全および福祉がヘルシンキ宣言に由来する原則に沿って保護されることや，臨床試験データが信頼できることを公的に保証するものです．ICH（日米EU医薬品規制調和国際会議）-GCPガイドラインの目的は，日本，欧州連合（EU）およびアメリカに統一基準を提供することを目的としていますが，この3極のみならず，オーストラリア，カナダ，スカンジナビア諸国および世界保健機関（WHO）のGCPを考慮して作成されています．

● 倫理審査委員会について

　臨床研究を審査するという概念を取り入れたのは，アメリカ国立衛生研究所（NIH）であり，1950年代からNIHで行われるすべての臨床研究を倫理審査委員会で審査することになりました[5]．しかしながら当時はまだ研究計画の事前審査は一般的ではありませんでした．1964年にNIH長官のジェイムズ・シャノンが公的資金で行われる全研究を審査する方針を打ち立てました．しかしながら，この年採択されたヘルシンキ宣言には倫理審査委員会の項目はありません．その後前述の国家研究法の制定により，アメリカでは1974年から臨床研究は事前の倫理審査を受けることが義務付けられました．さらに1975年の東京改訂で，ヘルシンキ宣言にも初めて倫理審査の項目が加わりました．

■ 日本における臨床研究規制

わが国において臨床研究の規定は，法令によるもの（治験および再生医療の臨床研究等），倫理指針によって厚生労働大臣の意見を求めるもの（遺伝子治療等臨床研究等），倫理指針はあるが機関による自主的な取り組みが求められるもの（ヒトゲノム・遺伝子解析研究および人を対象とする医学系研究等）の3種に分けられます[6]．以下に医学研究に関する指針（1～3）と法律（4，5）を列挙し簡単に説明します[7-9]．

1）人を対象とする医学系研究に関する倫理指針（平成26年12月，文部科学省・厚生労働省，平成29年2月一部改正）

「疫学研究に関する倫理指針」（平成19年文部科学省・厚生労働省告示第1号）および「臨床研究に関する倫理指針」（平成20年厚生労働省告示第415号）が統合されたものです．

目的は，「人を対象とする医学系研究に携わる全ての研究者が遵守すべき事項を定めることにより，人間の尊厳及び人権が守られ，研究の適正な推進が図られるようにすること」と記載されています．

これまでの両指針にはなかった基本方針（表2）が記載されています．また侵襲を伴う介入研究では重大な副作用の報告，モニタリングの実施等が義務付けられています．

2）ヒトゲノム・遺伝子解析研究に関する倫理指針（文部科学省・厚生労働省・経済産業省，平成13年3月，平成26年11月，平成29年2月一部改正）

目的の項目はありませんが，基本方針の中に「人間の尊厳及び人権が尊重され，社会の理解と協力を得て，研究の適正な推進が図られることを目的とし」と記載されています．また表3に掲げる事項を基本方針としています．

3）遺伝子治療臨床研究に関する指針（文部科学省・厚生労働省，平成14年3月，平成26年11月一部改正）

目的は「遺伝子治療等臨床研究に関し遵守すべき事項を定め，もって遺伝子治療等臨床研究の医療上の有用性及び倫理性を確保し，社会に開かれた形での適正な実施を図ること」と記載されています．

1～3の指針は，これまで説明した国際的な倫理指針や法律を参考に作成されたものであり，これらには「人間の尊厳及び人権が尊重」されることが重要であると述べられています．また個人情報の保護や利益相反についても言及されています．なお，利益相反についてはⅡ章の4（p.89～）で概説しています．いずれの指針においても倫理審査委員会への申請と承認が義務付けられています．

4）再生医療等の安全性の確保等に関する法律（平成25年11月27日公布，平成26年11月25日施行）

目的は「再生医療等に用いられる技術の安全性の確保及び生命倫理への配慮に関する措置等

表2　人を対象とする医学系研究に関する倫理指針の基本方針

① 社会的及び学術的な意義を有する研究の実施
② 研究分野の特性に応じた科学的合理性の確保
③ 研究対象者への負担並びに予測されるリスク及び利益の総合的評価
④ 独立かつ公正な立場に立った倫理審査委員会による審査
⑤ 事前の十分な説明及び研究対象者の自由意思による同意
⑥ 社会的に弱い立場にある者への特別な配慮
⑦ 個人情報等の保護
⑧ 研究の質及び透明性の確保

（厚生労働省）[7]

表3　ヒトゲノム・遺伝子解析研究に関する倫理指針の基本方針

① 人間の尊厳の尊重
② 事前の十分な説明と自由意思による同意（インフォームド・コンセント）
③ 個人情報の保護の徹底
④ 人類の知的基盤，健康及び福祉に貢献する社会的に有益な研究の実施
⑤ 個人の人権の保障の科学的又は社会的利益に対する優先
⑥ 本指針に基づく研究計画の作成及び遵守並びに独立の立場に立った倫理審査委員会による事前の審査及び承認による研究の適正の確保
⑦ 研究の実施状況の第三者による実地調査及び研究の公表を通じた透明性の確保
⑧ ヒトゲノム・遺伝子解析研究に関する啓発活動等による国民及び社会の理解の増進並びに研究内容を踏まえて行う国民との対話

（厚生労働省）[7]

を明らかにするとともに，特定細胞加工物の製造の許可等の制度を定めること等により，再生医療等の迅速かつ安全な提供及び普及の促進を図り，もって医療の質及び保健衛生の向上に寄与すること」と記載されています．リスクに応じ研究を3種に分類し，厚生労働大臣から認定を受けた特定認定再生医療等委員会あるいは認定再生医療等委員会の審査を経て実験が開始されます．

5）医薬品の臨床試験の実施の基準に関する省令（平成9年3月27日）

　被験者の人権の保護，安全の保持及び福祉の向上を図り，治験（医薬品の候補を用いて国の承認を得るための成績を集める臨床試験）の科学的な質および成績の信頼性を確保するため，「医薬品，医療機器等の品質，有効性及び安全性の確保等に関する法律」（旧薬事法）に規定する厚生労働省令の基準を定めるものです．ICH-GCPに沿っており国際的に認められた基準です．治験実施計画書の届出，治験審査委員会での審査，被験者の文書による同意，重大な副作用の報告，モニタリングの実施等が義務付けられています．

おわりに

　この項では研究倫理の簡単な歴史と重要な倫理指針や法律について概説しました．わが国では治験や再生医療については法律で規定されています．また法的拘束力はないとしても，関係

省庁が作成した守るべき最低限のルールが記載された倫理指針が存在します．倫理は本来，冒頭で述べたように，法律と違い自主的な遵守が期待される自律的な規範であるべきですが，これらの行政指針やヘルシンキ宣言等の国際的な倫理指針を遵守して実験を行わないと，医学雑誌に論文を掲載することができない，公的研究資金を得られなくなる，懲戒処分等を受ける，法的責任を問われる，といった不利益を被ることもあり得ます．

　倫理観は時代や社会構造の変化に伴い変わっていくものであり，ここに示した倫理指針や法律等も多くは複数回の改訂・改正を経ていますし，今後もそうあり続けると予想されます．また1つだけで完璧といえる法律や倫理指針も存在しません．これらの変化していく法律や倫理指針を理解し，遵守して人を対象とした医学研究を進めていかなければなりません．

（神田芳郎）

参考文献

1) 笹栗俊之，池松秀之：臨床研究のための倫理審査ハンドブック，丸善出版，2011．
2) 土屋貴志：1999年度大阪市立大学インターネット講座「人体実験の倫理学」，第3回ナチス・ドイツの人体実験とニュルンベルク・コード：http://www.lit.osaka-cu.ac.jp/user/tsuchiya/class/vuniv99/exp-lec3.html
3) 畔柳達雄：医療と法の交錯―医療倫理・医療紛争の解決，商事法務，2012．
4) 光石忠敬監訳：CIOMS 生物医学研究指針．臨評価 **34**：7-74，2007．
5) ロバート・J．アムダー（編著），栗原千絵子，斉尾武郎（訳）：IRBハンドブック臨床試験の倫理性確保，被験者保護のために，中山書店，2003．
6) 第41回医事法学会研究大会記録　シンポジウム/臨床研究，日本医事法学会誌27号，日本評論社，2012．
7) 厚生労働省：研究に関する指針について：http://www.mhlw.go.jp/stf/seisakunitsuite/bunya/hokabunya/kenkyujigyou/i-kenkyu/
8) 厚生労働省：再生医療について：http://www.mhlw.go.jp/stf/seisakunitsuite/bunya/kenkou_iryou/iryou/saisei_iryou/index.html
9) 厚生労働省：治験ホームページ：http://www.mhlw.go.jp/topics/bukyoku/isei/chiken/01.html

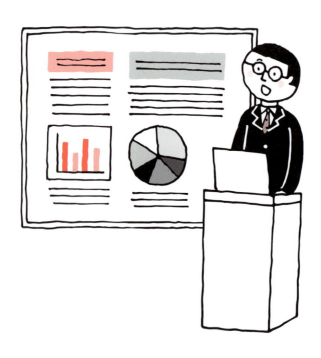

2 研究倫理を効果的に学ぼう
―倫理講習

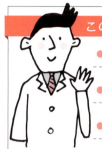

この項のポイント
- 研究を始める前に必ず講習を受けよう！
- 自身の研究によって必要な講習を効率的に受講しよう！
- 各 e-learning の特徴や動向を把握しよう！

はじめに

　近年，わが国においても，研究活動における不正行為（データや研究成果の盗用・捏造・改ざん），研究費の不正使用・不正受給といった問題が生じています．これらの行為は，研究者個人の社会的信用の失墜を招くだけではなく，わが国の科学研究の信頼性を著しく損ねることにつながります．これらを未然に防ぐためにも研究倫理教育の受講が必要であるといえます．また，臨床研究等の医学研究においては，これまでも被験者保護等の倫理的な観点から，「疫学研究に関する倫理指針」，「臨床研究に関する倫理指針」がそれぞれ定められていましたが，近年の医学研究の多様化に伴いこれらの指針を統合し，平成26年12月に文部科学省・厚生労働省より，「人を対象とする医学系研究に関する倫理指針」が告示されました（平成29年2月一部改正）[1]．

■ 倫理講習の義務化

　上記倫理指針の「第2章　研究者等の責務等，第4　研究者等の基本的責務，3　教育・研修」においては，研究の実施に先立ち，研究者は研究に関する倫理ならびに当該研究の実施に必要な知識および技術に関する教育・研修を受けることとし，また研究期間中も適宜継続して，教育・研修を受けることとしています．具体的にはガイダンス（平成27年3月31日一部改訂）に記載されている以下の内容となります[2]．

①教育・研修の内容は，倫理指針等の研究に関して一般的に遵守すべき各種規則に加えて，研究活動における不正行為や，研究活動に係る利益相反等についての教育・研修を含むものとする．また，研究の実施に当たって特別な技術や知識等が必要となる場合は，当該研究の実施に先立ち，それらの技術や知識等に係る教育・研修を受ける必要がある．

②教育・研修の形態としては，各々の研究機関内で開催される研修会や，他の機関（学会等を

含む.）で開催される研修会の受講, e-learning〔例えば, CITI Japan（文部科学省大学間連携共同教育推進事業）, 臨床試験のための e-Training center（日本医師会治験促進センター）, ICR 臨床研究入門等〕などが考えられる.
③教育・研修を受けなければならない者には, 研究を実施する際の事務に従事する者や研究者の補助業務にあたる者等も含まれる. 教育・研修の内容は, 受講者全てに画一的なものとする必要はなく, その業務内容に応じた適切なものとすることが望ましい.
④「適宜継続」は, 少なくとも年に 1 回程度は教育・研修を受けていくことが望ましい.
⑤委託を受けて研究に関する業務の一部に従事する者は, 研究者等に含まれないため, 教育・研修を受けることを必ずしも要しないが, 委託を受ける業務の内容等に応じて適宜, 当該委託契約において教育・研修の受講を規定することが考えられる.

以上となりますが, 本指針では, 研究者への教育・研修の規定についても言及され, 特に, 研究期間中も適宜継続して教育・研修を受けることとなっています.

● 倫理講習の種類

　今回の倫理指針に係るガイダンスでも示されているように, 倫理講習にはそれぞれの研究機関内で開催される研修会や, 他の機関（学会等を含む）で開催される研修会の受講, e-learning 等があります. 研修会はその場で講師に質問等が可能であるといった利点がありますが, あらかじめ開催日時が定まっているため, 急な業務等による欠席や, 途中参加・退席により受講ができなくなることが生じる場合もあります. e-learning はインターネットを通じ, いつでも受講でき, また中断・再開が可能なため, 業務の合間に進めるといったことが可能になります. このように e-learning による受講は, 多忙な医療従事者にとって大きなメリットであると考えられます.
　このようなことから, 研究機関によっては倫理講習の形態として研修会の受講の他に, e-learning による履修を認めています. 筆者の大学においても, 臨床研究・研究倫理教育等に係る研修会を毎年度開催しており, 研究者への受講の場を提供すると同時に, CITI（Collaborative International Training Initiative）Japan 等の e-learning における必要講座の受講により代替することを可能としています. また, 研究の開始にあたり, 倫理審査委員会へ研究計画等の申請を行う場合には, 機関において実施される研修会, または e-Learning（CITI Japan もしくは ICR web のいずれか）の修了書の提出がないと申請が受理されず, 研究を実施することができません. また, 治験の責任（分担）医師として研究を実施する場合には, 臨床試験登録医として認定されることが必須となりますが, 筆者の大学においては, 必要な研修会の受講, CITI Japan の履修, OJT（On the Job Training）研修が条件となります.
　これらは筆者の大学における事例であり, 各機関とは受講形態, 必須コースが異なっている場合もありますので, 研究開始にあたっては各所属機関で必要な講習等を確認のうえ, 受講してください.

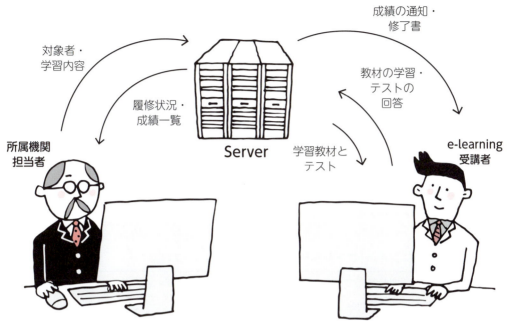

図　所属機関が受講対象者の管理等を行う際のイメージ

● e-learning について

　e-learning には個人で登録できるものや，所属機関において管理されているものがありますので，各研究機関で受講すべきコースを確認する際に，登録方法についても確認しておく必要があります．受講から修了書発行までの基本的な流れとしては，①受講者情報の登録，②該当するコースの学習とテストの実施，③合格基準に達している場合には修了証が発行される，といったものになります．図は，所属機関が受講対象者の管理等を行う場合のイメージです．ここでは，いくつかの e-learning について，その特色を述べたいと思います．

1）ICR web

　ICR（Introduction to clinical Research）web[3] は臨床研究を実施する医学研究者，CRC（臨床研究コーディネーター），倫理審査委員会の委員等を対象に臨床研究に必要な知識を提供する e-learning であり，提供されている「臨床研究の基礎知識講座」は前述の「臨床研究に関する倫理指針」に規定された教育義務に対応するコース（表1）になり，筆者の大学の倫理委員会の申請においては当該講座の修了書の提出が，申請条件のひとつとなっています．最近はスマートフォンで e-learning のコンテンツの一部を利用できるアプリケーションが提供され，より利用しやすい環境が整備されています．

2）CITI

　CITI は，2000 年にアメリカにおいて上質で効率のよい倫理学習の提供を目的として結成され，

表1 ICR web「臨床研究の基礎知識講座」のコース内容

臨床研究概論
治療開発のための研究1：臨床試験
治療開発のための研究2：非臨床試験
治療開発のための研究3：治験
病気の原因を調べるための疫学研究1：ケース・コントロール研究
病気の原因を調べるための疫学研究2：コホート研究
生物統計学1：仮説検定
生物統計学2：交絡・ランダム化と因果推論
研究倫理と被験者保護

表2 CITI Japan「責任ある研究行為：基盤編」のコース内容

責任ある研究行為について　Responsible Conduct of Research
研究における不正行為　Research Misconduct
データの扱い　Data Handling
共同研究のルール　Rules for Collaborative Research
利益相反　Conflicts of Interest
オーサーシップ　Authorship
社会への情報発信　Communicating Information to the Public
ピア・レビュー　Peer Review
メンタリング　Mentoring
公的研究資金の取扱い　Managing Public Research Funds
責任ある研究行為ダイジェスト

当初から e-learning 教材の作成を手掛けておりアメリカ国内の政府機関・大学病院を含む大多数の施設で採用されています．CITI Japan[4)]はアメリカの CITI プログラムとの共同開発により，国際基準を満たした行動規範教育カリキュラムを構築しています．上述のようにアメリカ国内の多くの施設で採用されているため，国際共同研究を行う際の条件として，CITI プログラムの受講を求められることもあります．筆者の大学において，CITI Japan を利用し倫理講習を受ける場合には，「責任ある研究行為：基盤編」（表2），「人を対象とした研究：基盤編」（表3），「治験（GCP）」（表4）の受講を必須としています．

3）eL-CoRE

eL-CoRE（e-Learning Course on Research Ethics）は研究倫理教育のための教材である『科学の健全な発展のために―誠実な科学者の心得』をもとに作成された e-learning プログラムで，2016年6月より利用できるようになりました[5)]．文部科学省，厚生労働省，日本医療研究開発

表3 CITI Japan「人を対象とした研究：基盤編」のコース内容

生命倫理学の歴史と原則，そしてルール作りへ　The History and Principles of Bioethics, and the Development of Its Rules
研究倫理審査委員会による審査　Review by an Independent Ethics Committee (IEC)
研究における個人に関わる情報の取り扱い　Handling Personal Information in Research
人を対象としたゲノム・遺伝子解析研究
研究で生じる集団の被害
研究におけるインフォームド・コンセント　Informed Consent in Research
特別な配慮を要する研究対象者　Research Subjects Who Merit Special Considerations
カルテ等の診療記録を用いた研究
生命医科学研究者のための社会科学・行動科学
国際研究
多能性幹細胞研究の倫理Ⅰ・Ⅱ
研究倫理審査委員会の委員に就任する際に知っておくべきこと
人を対象とした研究ダイジェスト

表4 CITI Japan「治験（GCP）」のコース内容

新薬開発の概要
治験のプロセスと法規制
治験責任医師・治験分担医師の責務
治験薬の管理およびインフォームド・コンセント
有害事象の発見と評価
重篤有害事象の報告
モニタリング，監査および調査
ICHの概要およびICH-GCPとGCP省令/FDA規制の相違点
医師主導治験
医療機器治験

機構（AMED）等の公的研究費による研究への参画にあたっては，研究倫理教育を受講していることが義務付けられており，CITI Japanの履修やeL-CoREのもととなる書籍『科学の健全な発展のために―誠実な科学者の心得』の通読，または「研究活動における不正行為への対応等に関するガイドライン」を踏まえ研究機関が実施する研究倫理教育の受講が条件となっています．平成29年度科学研究費助成事業（科研費）の公募要領では，課題採択後の交付申請までに上記形態による研究倫理教育の受講等に加え，eL-CoREによる履修も認めています．受講

表 5 eL-CoRE「研究倫理 e ラーニングコース」の内容

今なぜ，責任ある研究活動なのか？
研究をめぐる事例（盗用，ギフトオーサシップ，二重投稿，二重出版，論文の著作権）
研究費の使用をめぐる不正事例（架空発注，架空人件費・謝金，架空旅費・交通費）
科学の健全な発展のために，見過ごせない事例（重要な研究データの保管，化学物質の管理，インフォームド・コンセント，査読依頼を受けた研究者）
社会の信頼を確立するために，見過ごせない事例（利益相反，個人情報の漏えい，事例社会への発信）
今，科学者に求められていること

内容は表 5 のようになっており，各項目における事例に沿った解説が用意されています．今後は他の公的研究費においても適用される可能性があります．

おわりに

　医学研究における倫理講習の内容は広範囲にわたります．また，指針の改訂や新たなガイドラインの策定等により適宜更新されていくものとなり，これに伴い研修会の受講内容や e-learning の講義内容も適宜更新されることとなります．この項では効率的な研究倫理の学習ということで各種 e-learning の概要について述べましたが，たとえば履修項目においてより深い理解が必要と感じた際には，研修会に出席し講師に質問することも効率的な学習方法と考えられます．

　以上のように倫理講習は人を対象とする医学系研究を実施するすべての研究者に必要なものですが，医療従事者，研究に携わる方が受講すべき内容も多く含まれています．

（稲岡斉彦）

参考文献

1) 厚生労働省：人を対象とする医学系研究に関する倫理指針：http://www.mhlw.go.jp/file/06-Seisakujouhou-10600000-Daijinkanboukouseikagakuka/0000153339.pdf
2) 厚生労働省：人を対象とする医学系研究に関するガイダンス　平成 27 年 3 月 31 日一部改訂：http://www.mhlw.go.jp/file/06-Seisakujouhou-10600000-Daijinkanboukouseikagakuka/0000080275.pdf
3) ICR wab：https://www.icrweb.jp/
4) CITI Japan プロジェクト：CITI Japan プロジェクトとは：http://www.shinshu-u.ac.jp/project/cjp/citi/
5) 日本学術振興会：研究倫理 e ラーニングコース（e-Learning Course on Research Ethics）[eL CoRE]：https://www.netlearning.co.jp/clients/jsps/top.aspx

3 研究の倫理的裏付けを得よう
—倫理審査

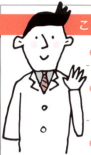

この項のポイント

- 倫理性と科学性のバランスがとれた研究計画書を作成しよう！
- 被験者の負担は最小で倫理的に許容範囲か，慎重に検討しよう！
- 侵襲を伴う介入研究は一般審査でヒアリングが行われる！

はじめに

　臨床研究においては被験者の福利が最優先であり，被験者の権利と利益を侵害しないようにする倫理的配慮が求められます．どの患者も現時点で最善と証明されている医療を受けることが保証されていなければなりません．臨床研究として行う治療やリハが明らかに現行のものより優れていると判断される場合には，対照群となる患者に不利益とならないような研究計画を立てる必要があります．

　いかなる臨床研究においても，科学的な研究計画を立てて実施しなければなりません．科学的でない臨床研究の場合，意味のある結果を得ることができないため，被験者の協力を無駄にすることになり，倫理的ではないことになります．そのため，倫理性のみでなく，科学性についても倫理審査の対象となります．

　倫理審査委員会は，「人を対象とする医学系研究に関する倫理指針」[1]（平成 26 年 12 月制定，平成 29 年 2 月一部改正）に基づき，倫理的観点および科学的観点から臨床研究の適否等について公正に研究計画書の審査を行います．倫理指針およびそのガイダンス[2]を熟読（あるいは参照）して，臨床研究（医学系研究）の基本的な用語の定義を正確に理解したうえで研究計画書を作成してください．研究計画書，同意説明文書等の準備ができたら，倫理審査申請書（図 1）に必要事項を正確に記入し必要書類を添えて倫理審査を申請してください．

■ 研究計画書に求められるもの

　研究計画書には，課題名，実施体制，目的と意義，方法，期間，被験者の選定方針，インフ

（様式１）　　　　　　　　　　　　　　　　　※研究番号＿＿＿＿

久留米大学倫理審査申請書

平成　　年　　月　　日

久留米大学学長　　殿

申請者名＿＿＿＿＿＿＿＿　印
所　属＿＿＿＿＿＿＿＿
職　名＿＿＿＿＿＿＿＿
所属長承認　　印

標　題		
委員会の別 （該当事項全てチェック）	□ 医療に関する倫理委員会	□ 生命に関する倫理委員会
	審査分野 □ 前向き研究　□ 後ろ向き研究 □ 侵襲無　□ 軽微な侵襲有　□ 侵襲有 □ 介入無　□ 介入有 □ その他（　　　　　）	審査分野 □ 前向き研究　□ 後ろ向き研究 □ ヒトゲノム・遺伝子解析 □ 遺伝子治療 □ その他（　　　　　）
審査の別	□ 一般審査 □ 迅速審査（医療に関する倫理委員会のみ） □ ①共同研究であり、主たる研究機関での倫理委員会において既に承認されている実施計画（承認通知書の写しを添付） □ ②侵襲を伴わない研究であって介入を行わない実施計画 □ ③軽微な侵襲を伴う研究であって介入を行わない実施計画 □ ④その他（　　　　　　　　　　） □ 継続審査（研究番号＿＿＿＿＿＿の継続）	
添付書類 （※提出書類全てチェック）	※□ 研究計画書 □ 被験者への説明文書 □ 同意書・同意撤回書 □ 後ろ向き研究HP公開様式（連結可能匿名化の場合） □ 症例報告書（必要な場合） □ 他施設の倫理委員会承認通知書写（多施設共同研究の場合） □ アンケート（アンケート調査の場合） □ 個人情報管理計画書（遺伝子解析研究の場合） ※□ 利益相反自己申告書 ※□ 臨床研究実施の研修の受講修了書 □ その他（　　　　　　　　　　） ※は必須提出資料	

※【侵襲】とは、研究目的で行われる、穿刺、切開、薬物投与、放射線照射、心的外傷に触れる質問等によって、研究対象者の身体又は精神に障害又は負担が生じることをいう。

※【軽微な侵襲】とは、上記【侵襲】のうち、研究対象者の身体及び精神に傷害及び負担が小さいもの（通常診療での採血量を越えない場合等）をいう。

※【介入】とは、①通常の診療を超える医療行為であって、研究目的で実施するものをいう。
②通常の診療と同等の医療行為であっても、計画に基づき作為又は無作為の割付を行い、群間比較するものは介入という。

1）研究責任者	所属		職名		氏名	
2）研究分担者 ※以下は別紙に記載	所属		職名		氏名	
3）安全性評価者 （介入試験のみ記載） ※他講座（臨床系）、講師以上２名を記載	所属		職名		氏名	
	所属		職名		氏名	
4）研究期間	平成　　年　　月倫理委員会承認後　から　平成　　年　　月まで ※最長５年間。但し、共同研究（他施設主管分）は主施設の研究期間に併せて記載					
5）研究等の概要 （詳細に記載）						
6）自主・共同研究	□自施設のみの自主研究 □多施設共同研究（主施設：　　　　倫理委員会：□承認済　□未承認　）					
7）研究対象者	・研究対象者の総数　＿＿＿名（その内本学の研究対象者＿＿＿名） ・本学の研究対象 □ 新規　　患者＿＿＿名（□大学病院　□医療センター　□その他病院） 健常者＿＿＿名（□謝礼等有　□謝礼等無） □ 既存試料（情報）＿＿＿名（□大学病院　□医療センター　□他施設） 対象（受診）期間：平成　年　月 ～ 平成　年　月					
8）同　意	□被験者本人 □代諾者：【□未成年：対象年齢　　～　　歳　□認知症等　□死者】 □同意なし：【□ホームページに研究内容を公開　□連結不可能匿名化研究のため】					
9）匿名化	□連結可能匿名化　□連結不可能匿名化　□匿名化しない					
10）研究資金	□公的研究費　□教室研究費　□寄付金　□受託・共同研究費　□その他（　　　）					
11）試料 （血液、組織、細胞等） 使用及び保管方法	□試料を使用する　□試料は使用しない（以下記載不要） 試料種類【□血液、体液　□組織・細胞等　□その他（　　　）】 保管場所【□講座内　□その他（　　　）】 研究終了後【□永久保管　□5年保管（侵襲・介入有）　□（　）年保管　□全て廃棄】					
12）情報 （診療情報、同意書等） 使用及び保管方法	使用する情報【□診療情報　□録画・録音等　□アンケート　□その他（　　　）】 保管場所【□講座内　□電子カルテ内　□その他（　　　）】 研究終了後【□論文等発表予定（発表後10年以上保管）　□（　）年保管　□全て廃棄】					
13）被験者費用負担	□保険診療内の負担　□全額自己負担　□被験者の費用負担なし					
14）被験者損失補償	□補償あり（臨床研究保険等加入） □補償なし【□保険診療の提供　□損失は発生しない　□その他（　　　）】					
15）特許権の帰属先	□久留米大学　□他施設（　　　）　□特許権が発生する可能性なし					
16）研究結果の開示	□可　【□学会発表　□論文掲載　□本人へ開示　□代諾者へ開示】 □否　（理由：　　　　　　）					
17）研究に関する 情報公開の可否	□可　※介入研究の場合【登録先：□UMIN-CTR　□医薬品データベース　□JMA CCT】 □否　【□人権や個人情報保護　□知的財産保護　□その他（　　　）】					

図１　倫理審査申請書（久留米大学）

ォームド・コンセント（IC）の手続方法，個人情報保護の方法，試料・情報の管理方法，費用負担，損失補償，情報公開の方法，資金源，利益相反等について詳細な記載が必要となります[1,2]．研究計画書に基づき被験者への説明文書を作成することになりますので，まずは研究計画書を十分に時間をかけて作成してください．科学的に素晴らしい研究計画でも被験者への危険性が高い場合や，研究者の興味を追求するあまり自己満足ととらえられる場合は，倫理的に研究の実施を認められません．逆に被験者への負担が少なくても，科学的に意味のない研究を計画しても認められません．つまり，倫理審査委員会で審査されるのは，倫理性と科学性のバランスになりますので，その点を考慮した計画書を作成してください．

研究の質の確保

1）研究の目的

研究者が持っている仮説，つまり，リサーチ・クエスチョン（research questions）を科学的に確かめるために，臨床研究が計画・実施されます．リサーチ・クエスチョンには，実施可能性（feasible），科学的興味深さ（interesting），新規性（novel），倫理性（ethical），必要性（relevant）という５つの備えるべき条件があるといわれています[3]（表１）．人を対象にしないと行えない研究であり実施が現実的に可能か，高いモチベーションを持って実施できる科学的有用

表1 リサーチ・クエスチョンと研究計画の評価のための基準

Feasible（実施可能性）
・対象者数が適切であること
・適切な専門性の裏打ちがあること
・かかる時間や費用が適切であること
・スコープ（研究対象）が適切な範囲であること
・研究費を獲得できるものであること

Interesting（科学的興味深さ）
・研究者にとって，真に科学的関心のあるものであること

Novel（新規性）
・新しい知見の獲得につながるものであること
・既存の知見を，確認，否定，もしくは拡張するものであること
・健康や疾患に関する概念，臨床医学，研究の方法論にイノベーションをもたらすものであること

Ethical（倫理性）
・倫理委員会の承認が得られるものであること

Relevant（必要性）
・科学的知識，臨床医学，保健政策に重要な影響を与えるものであること
・将来の研究の方向に影響を与えるものであること

5つの条件の頭文字をとり，FINERの基準とよばれている． (Hulley et al, 2014)[3]

性のある研究か，同様の先行研究は実施されておらず新規性のある研究かを，まず確認してください．さらに，医学・医療の進歩，人の健康と福祉に寄与する社会的意義のある臨床研究であることが重要となります．

2）研究方法

研究デザインはデータの取り方と順序により分類され，観察研究か介入研究かで大きく分かれます（図2）[4]．リサーチ・クエスチョンに対して適切な解答を導きだすことが可能な研究デザインを選択して，研究計画を立ててください．リサーチ・クエスチョンは構造化することにより，明確かつ具体的に示すことができます[5]．構造化されたリサーチ・クエスチョンは，観察研究ではPatients（誰を対象とするか：標的母集団），Exposure（何を要因とするか：説明変数），Comparison（何と比較するか：比較対照群），Outcome（何が起こるか：アウトカム）の4つの要素（頭文字をとってPECO）によって表されます．介入研究では，ExposureではなくIntervention（何をするか：介入）となり，PICOと表されます．また，研究計画に挙げた検査や治療のタイミングを明示するために，簡単な図を作って示すとわかりやすくなります．

被験者に対する倫理的妥当性の観点から，リスクとベネフィットのバランスも重要となります．被験者が被るリスクの頻度と重症度を調査して研究計画書に記載してください．そのうえで，研究がもたらす「被験者個人の治療上の利益」あるいは「社会的利益」と比較して，リスクが適切である必要があります．研究方法や被験者の選択・除外基準（リスクが高く重症化しやすい被験者を避け，低リスク被験者の選択）等を検討して「リスクの最小化」がなされている

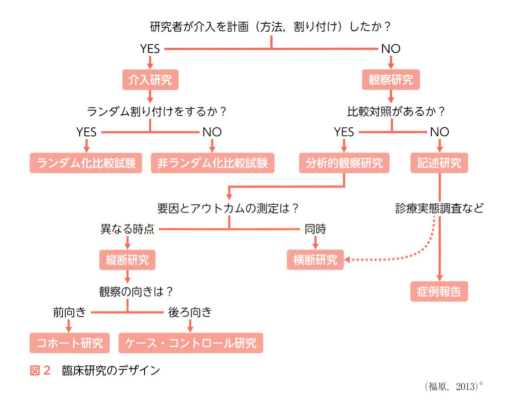

図2 臨床研究のデザイン

(福原, 2013)[4]

こと，被験者にとって許容できる「最小限のリスク」であることが求められます[6].

3）被験者

　被験者の選定では，選択基準・除外基準とリクルートの方法を決める必要があります．リサーチ・クエスチョンに適した標的母集団の臨床的特性や属性を決め，地理的・時間的条件を加味して，現実的に参加可能な被験者を選択する基準を作成します．研究者が勤務する病院の患者を被験者とすることが最も手軽でコストも少なくて済む方法ですが，参加者に偏りが生じて結果の一般化が難しくなる恐れがあります．被験者は自由意志での参加が大前提ですので，立場上断れない患者や健常者に参加を強いることがないように注意してください．

　健常者（健康人）を対象とする場合は，個人の治療上の利益はないため，リスクとベネフィットのバランスを患者よりも慎重に判断する必要があります．健常者に医療行為（通常の医療行為の範囲）を行う場合には，「人の健康に関する事象に影響を与える行為」に該当し，介入研究に相当します[2]．侵襲（軽微な侵襲を除く）を伴う研究で健常者に健康被害が発生した場合を想定して，「医療費」，「医療手当」の負担および臨床研究保険による身体障害の「補償金」について検討してください．

4）統計解析の方法

　臨床研究により得られたデータより科学的に結論を導きだすには，統計学的解析による検定が必須です．研究に用いる予測因子とアウトカムのタイプに従い，解析に使用する統計学的解

析法をあらかじめ決めておく必要があります．データ解析の手法を間違えると，得られた結論は信頼性のないものになります．統計解析には専門的知識を要する場合が多く，バイオ統計学の専門家に意見を求めることも検討してください．

5）サンプルサイズ（研究対象者数）の推定[3,7]

分析的研究と記述的研究のいずれにおいてもサンプルサイズを見積もり，研究計画書に記載する必要があります．サンプルサイズが小さいことが理由で結論が出ない研究は，参加者の貢献が報われないことになります．逆に，サンプルサイズが大きすぎる場合には，必要以上に参加者を危険にさらすことになり，効率的ではありません．できる限りの統計学的なサンプルサイズの推定を行うことは倫理的観点からも重要なプロセスであり，推定したサンプルサイズの実施可能性を検討したうえで研究計画を作成する必要があります．サンプルサイズの推定法は，用いる統計学的解析法によって異なります．分析的研究では，差なし仮説（帰無仮説）と差あり仮説（対立仮説）を立て，効果量，αエラー，βエラー，統計学的パワー（検出力）を設定して求める方法が多く用いられます（詳細はサンプルサイズに関する成書や例数設定プログラムを参考にしてください）．

6）評価項目

臨床研究の結果を評価するための指標として，エンドポイント（評価項目）を設定しておきます．エンドポイントは，研究の目的に合っており，できる限り客観的な項目で主観が入りにくい変数が望ましいとされています．複数のエンドポイントがある場合には，プライマリーエンドポイント（主要評価項目）に加え，セカンダリーエンドポイント（副次的評価項目）を設定しておきます．

● 倫理審査のプロセス

1）一般審査と迅速審査

倫理審査委員会での審査は倫理指針[1]に基づき，一般審査と迅速審査の2種類で行われます．どちらで審査されるかは，被験者への「侵襲」と「介入」の有無によって判断されます．

「侵襲」とは，研究目的で行われる穿刺，切開，薬物投与，放射線照射，心的外傷に触れる質問等によって，被験者の身体や精神に負担が生じることをいいます．このうち，被験者への負担が小さいもの（通常診療の範囲内で実施する場合等）は「軽微な侵襲」と定義されています．

「介入」とは，研究目的のために，人の健康に関するさまざまな事象に影響を与える要因の有無または程度を制御する行為と定義されています．患者の傷病に関する治療方法や診断方法等について，作為または無作為の割付けを行うことや，未承認薬，承認薬の保険適応外の使用，その他の新規の医療技術による医療行為は介入となります．「侵襲」と「介入」の定義については，倫理指針のガイダンス[2]に詳細に記載されていますので，申請前に確認してください．

倫理審査委員会は，医学・医療の専門家，倫理学・法律学の専門家，一般の立場の者，倫理審査委員会設置者の所属機関に所属しない者（複数名）を含む，男女両性の5名以上の委員に

より構成されています．一般審査は通常，審議中に研究者が呼ばれ，審査委員の前でプレゼンをすることになります．研究の目的，被験者の募集方法，同意の取得手順，被験者への不利益が予測されるか，データの管理方法等について，科学性と倫理性がしっかり保たれていることを説明します．被験者への侵襲性が高く，介入を伴う臨床試験等は一般審査となりますので，委員より事細かにヒアリングが行われます．

　一方，迅速審査は以下の場合について，あらかじめ指名された委員数名で審議が行われます．
①他の研究機関と共同して実施される研究であって，既に当該研究の全体について共同研究機関において倫理審査委員会の審査を受け，その実施について適当である旨の意見を得ている場合の審査（多施設共同研究の場合で，既に主管施設にて承認されている場合）．
②研究計画書の軽微な変更に関する審査（研究期間の変更，研究組織の変更，プロトコルの軽微な変更等）．
③侵襲を伴わない研究であって介入を行わないものに関する審査（既存の診療情報を用いた後ろ向き研究等）．
④軽微な侵襲を伴う研究であって介入を行わないものに関する審査（通常診療の範囲内で行う観察研究等）．

　一般審査，迅速審査ともに，審議を終えると倫理審査委員会は意思決定をします．判定の種類には"承認"，"条件付き承認"，"再審査"，"承認しない"，"中止（研究の継続）"等があります．一般審査は，通常月1回の開催となりますので，申請手続きから判定まで1カ月以上は必要となります．一方，迅速審査は1〜2週間くらいで判定結果が通知されます．

2）訂正と再審査

　一般審査，迅速審査ともに倫理審査委員会での審議をもとに，研究機関長から審議結果が通知されます．そして，その結果が"条件付き承認"や"再審査"の場合は倫理委員会からの意見に沿って研究計画書等の修正が必要となります．"条件付き承認"の場合は，修正書類を担当委員が確認し，付帯条件がクリアできていれば承認となります．一方，一般審査にて"再審査"となった場合は，再度委員会にてヒアリングを受けなければなりません．"再審査"は，次回の委員会開催日まで審議を待つことになりますので，研究の開始が大幅に遅れてしまいます．そのため，なるべく再審査とならないよう，初回申請時に十分に練られた計画書を作成することを推奨します．

● 被験者説明と同意書

　人を対象とする医学研究の倫理的原則として，文書を用いたICが必要とされています．被験者が患者，小児，マイノリティの場合には，説明が理解されるよう，わかりやすく丁寧な言葉で書くよう心掛けてください．未成年や傷病により意識不明の状態となっている患者等を対象とする場合は，代諾者（代理人）に対して趣旨説明を行い，同意を得なければいけません．また，小児を対象とする場合は，その内容について理解できるようわかりやすく説明し，納得を得ること（インフォームド・アセント）が必要となります．

表2 説明文書に記載する項目

① 研究の名称及び研究機関長の許可を受けていること
② 研究の実施体制（研究組織，共同研究機関等）
③ 研究の目的と意義
④ 研究方法〔期間，手順，試料・情報の収集（提供）方法等〕
⑤ 被験者の募集方法（選定理由，除外・中止基準）
⑥ 被験者に予期される利益と不利益
⑦ 研究参加の自由と同意の撤回について
⑧ 同意撤回後に不利益な取り扱いを受けないこと
⑨ 研究に関する情報公開の方法
⑩ 個人情報保護の方法
⑪ 試料・情報（データ）の管理方法及び廃棄方法
⑫ 本研究の資金源，利益相反について
⑬ 対象者及び関係者からの相談（資料閲覧等）への対応
⑭ 対象者の経済的負担又は謝金，損失補償について
⑮ 研究実施後における医療の提供について
⑯ 研究成果（特許権）の帰属先
⑰ 試料・情報の二次利用について（附随研究等）
⑱ モニタリングおよび監査について（侵襲を伴う介入研究の場合）

〔文部科学省・他，文献1より抜粋（一部加筆修正）〕

　同意説明文書には，かなり多くの項目を含める必要があります（表2）．項目を羅列するのではなく，簡潔に，被験者の視点から理解しやすい流れで構成することが大切です．

　通常は研究計画の段階で作成した同意説明文書を用いてICを得て，同意書に署名してもらうことが大原則となります．しかしながら，患者が緊急を要する手術の際や過去の診療録を使って研究を計画した場合等，同意取得が困難なケースが生じてきます．このような場合においては，倫理指針の中でも文書によるICに変わる手続きが示されています．匿名のアンケート調査やインタビュー調査，診療記録のみを用いる研究等は，被験者から必ずしもICを受けることなく，パンフレットの配布やホームページの掲載にて拒否できる機会を保証する方法（オプトアウト）によって対応することができます．オプトアウトによる場合は，研究の概要，研究責任者の氏名，研究計画書の閲覧方法等を公開し，被験者がICを受けなくても研究内容を容易に知り得る状態に置く必要があります．

■ 注意が必要な記載項目

1）個人情報[8]

　臨床研究で扱うデータのほとんどは個人情報です．臨床研究というのは，患者1人ひとりのIDに対して，氏名，年齢，性別，病名等の情報が付随しています．そして，この診療情報等の個人情報を扱う際には，個人が特定できないよう，匿名化の処理を行う必要があります．匿名化されたデータであっても，常に診療録に戻って誰のデータかを確認できるようにしておくことで，研究の科学性を担保することができます．このように，診療録を用いる研究の際は，

カルテに戻って元のデータと照合ができるよう，符号表や対応表を作って管理する匿名化処理を行います．この匿名化を連結可能匿名化といいます．

一方，個人を識別できないように符号表や対応表を残さない方法による匿名化処理を連結不可能匿名化といいます．この処理方法は，他の施設と共同研究を実施する場合等に用いられます．他施設に診療録データや血液等の試料を提供する場合，個人情報を外部に出すことを前提とした管理方法を考えることが必要となります．万が一，外部に患者の個人データが漏れてしまった場合は大変な問題です．このような場合においては，院内では連結できるよう符号表を準備し，院外にはその符号表を渡さないことで連結不可能な状態が担保できることになります．

個人情報を保護することは倫理的に極めて重要になりますので，研究計画に適した管理方法を選択し，被験者が安心して研究に参加できるよう配慮することが大切です．

なお，平成29年の個人情報保護法等の改正に伴い，倫理指針の匿名化に関する用語の定義の見直しが行われました．上記の「連結可能匿名化」，「連結不可能匿名化」の定義は廃止され，新たに「個人識別符号」（ゲノムデータ等），「要配慮個人情報」（病歴等を含む個人情報），「匿名加工情報（非識別加工情報）」（特定の個人を識別することができないように個人情報を加工した情報）等の用語が新設されました．

2）有害事象への対応（補償）

有害事象とは，研究で用いた薬品や機材との因果関係がはっきりしないものを含め，被験者に生じたすべての好ましくない，あるいは意図しない徴候，症状，または病気のことをいいます．そのうち，①死に至るもの，②生命を脅かすもの，③治療のための入院または入院期間の延長が必要となるもの，④永続的または顕著な障害・機能不全に陥るもの，⑤子孫に先天異常をきたすものが"重篤な有害事象"（serious adverse event；SAE）と定義されています[1]．このような有害事象が発生する可能性がある侵襲を伴う臨床研究を行う場合は，あらかじめ被験者への補償と適切な治療を受けることができるよう講じておく必要があります．

「補償」とは健康被害によって被験者の被った損失を適切に補うための給付をいい，「医療費」，「医療手当」および「補償金」からなります[9]．承認医薬品を承認の範囲で使用して発生した副作用については，医薬品副作用被害救済制度において補償の措置が講じられますが，適応外使用の場合は救済制度の対象とならない恐れがありますので，臨床研究保険（補償責任条項）の加入を検討する必要があります．また，補償措置については，必ずしも保険への加入に限られているものではなく，金銭的な補償や医療の提供等の手段を講じることにより補完することもできます．そのため，有害事象への対応については，被験者への負担，予測されるリスクおよび利益等を評価して，適正な措置を準備してください．

3）利益相反[10]

最近，研究や産学連携活動等を行ううえで利益相反（conflict of interest；COI）という言葉がよく聞かれます．利益相反とは，ある行為によって，一方の利益になると同時に，他方には不利益が生じることです．倫理審査委員会の審議においても，研究の資金源や資金提供者との利害関係の面を確認されます．研究者は製薬会社等から資金提供を受けて研究を実施する場合

は，各機関で定められた利益相反自己申告書等を提出することが必要です．

4）モニタリングと監査

　近年の研究の多様化や研究をめぐる不適正事案の発生等を踏まえ，現在の指針[1]からモニタリング・監査等について新たに規定が盛り込まれました．これを受け，各研究施設ではモニタリングや監査に関する体制整備とその厳格な運用が求められています[11]．

　モニタリングとは，臨床試験（侵襲を伴う介入研究）を行う場合に，研究計画や治療プロトコルが順守されているか，正確にデータが収集されているか，研究計画を続ける妥当性があるかについて確認することです．

　監査とは，研究結果の信頼性を確保するため，研究が指針および研究計画書に従って行われたかについて，研究責任者が指定した者に行わせる調査のことです．監査はモニタリングと異なり，臨床試験の実施，管理に直接携わらない担当者が主体となって行われます．

　モニタリングと監査については，各研究機関がそれぞれ異なる手順で模索しながら実施しているのが現状ですが，今後も共通のガイドライン等が検討されていく中で，よりよい実施体制と手順が整備されていくと思われます．

おわりに

　倫理審査委員会は倫理的および科学的観点から研究計画を審査し，適正な臨床研究の推進を図っています．臨床研究のスムーズな実施の障壁になるのではなく，研究者と委員会との協議によって洗練された質の高い研究計画が承認・実施されることを望んでいます．研究責任者は委員会からの指摘に対して協議ができる研究背景や医療情報を十分に調査して審査に臨むことが必要であり，かみ合った協議による研究計画書の改善が申請承認への近道といえるでしょう．

（村上郁磨，西　昭徳）

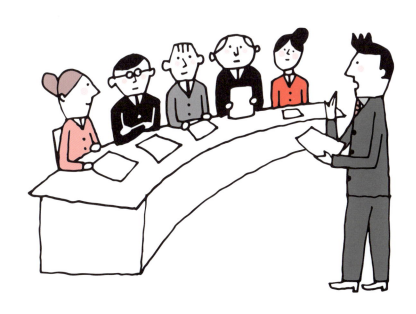

参考文献

1) 文部科学省，厚生労働省：人を対象とする医学系研究に関する倫理指針（平成29年一部改正）(2017)：http://www.mhlw.go.jp/file/06-Seisakujouhou-10600000-Daijinkanboukouseikagakuka/0000153339.pdf
2) 文部科学省，厚生労働省：人を対象とする医学系研究に関する倫理指針 ガイダンス（平成29年一部改正）(2017)：http://www.mhlw.go.jp/file/06-Seisakujouhou-10600000-Daijinkanboukouseikagakuka/0000154330.pdf
3) Hulley SB・他原著，木原雅子，木原正博訳：医学的研究のデザイン，メディカル・サイエンス・インターナショナル，2014.
4) 福原俊一：臨床研究の道標，健康医療評価研究機構，2013.
5) 福原俊一：リサーチ・クエスチョンの作り方（シリーズ・臨床家のための臨床研究デザイン塾テキスト1），健康医療評価研究機構，2015.
6) 田代志門：臨床研究におけるリスク・ベネフィット評価．医のあゆみ 246(8)：539-544, 2013.
7) 山口拓洋：サンプルサイズの設計（中級編・臨床家のための臨床研究デザイン塾テキスト2），健康医療評価研究機構，2014.
8) 尾藤誠司：いざ，倫理委員会へ（シリーズ・臨床家のための臨床研究デザイン塾テキスト9），健康医療評価研究機構，2012.
9) 医薬品企業法務研究会：被験者の健康被害補償に関するガイドライン (2015)：http://www.ihoken.or.jp/guideline0102.pdf
10) 一般社団法人全国医学部長病院長会議：医系大学・研究機関・病院のCOI（利益相反）マネージメントガイドライン(2014改訂)：http://www.ajmc.jp/pdf/coi26-2-24.pdf
11) 渡邉裕司・他：臨床試験のモニタリングと監査に関するガイドライン．臨床薬理 46(3)：133-178, 2015.

ひとくちコラム

私が被検者だったら

　筆者は倫理審査に必要な事務手続きを担当しています．筆者の病院では年間300件を超える倫理審査の申請がありますので，残念ながら1つの研究を完璧にサポートすることはできていません．申請書の書式や内容について研究者と何度もやりとりを繰り返して，倫理審査委員会での審査に耐え得る申請書を完成させています．新規性のある研究であれば，筆者も被験者として参加する価値があると考えます．

　しかし中には，「自分は参加したくない」と直感的に感じる申請を目にすることがあります．このような被験者リスクが高い研究は，倫理審査委員会にて承認を得ることはできません．これらは新しい診断法や治療法を開発したいという研究者の熱意のために，被験者リスクの高い臨床計画になっているようです．熱意のあまり，被験者リスクが過小評価にならないように注意が必要です．

　これから臨床研究を計画されている方は，申請前に1度，「私が被検者だったら」，「家族がこの臨床研究への参加を勧められたら」と被験者の立場に立って倫理的妥当性を確認することで，よりよい研究計画書が作成できると思います．　　　　　　（村上郁磨）

4 ▶ 研究の公正性，信頼性を確保するために
─利益相反について

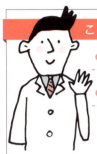

この項のポイント
- 医学研究にかかる利益相反について理解しよう！
- 研究不正の種類を理解したうえで，公正な実験を実施しよう！

はじめに

　ここ数年，わが国の医学研究においては，ディオバン（バルサルタン）事件やSTAP細胞事件等，臨床研究のみならず基礎医学研究の公正性，信頼性を揺るがす重大な事件が引き続き起きています．そこで今回は，医学研究の公正性，信頼性を確保するための倫理規定について概説します．まずは，これらを損なう主要な原因となり得る利益相反（COI）とは何かを理解していただくために，典型的な事例を紹介します．

■ ゲルシンガー事件[1]

　臨床研究における利益相反を語る際に，避けて通れない歴史的事例として1999年9月にペンシルベニア大学医学部の研究所で起こったゲルシンガー事件が挙げられます．オルニチントランスカルバミラーゼ欠損症に対する遺伝子治療臨床試験を受けた当時18歳のジェシー・ゲルシンガーさんが，欠損遺伝子の補充を目的として使用したアデノウイルスベクターに起因する重篤な免疫反応によって投与から4日後に多臓器不全で死亡しました．その後の米食品医薬品局（FDA）の調査で，研究所の所長であるウィルソン医師らは，動物実験の結果から同様の危険性を確認していたにもかかわらず，患者やFDAに説明していなかったことが明らかになりました．

　これは重大な説明義務違反であり，倫理審査の不適切性も問題となりました．さらに，この臨床試験は，責任研究者であるウィルソン医師が設立したベンチャー企業（ジェノボ社）が資金を提供し，研究成果の商業化権を有していたことなども判明しました．さらに同医師とペンシルベニア大学はそれぞれ同社の株を保有していました．すなわち，「ウィルソン医師は自身

表1 利益相反管理に関するガイドライン

- 臨床研究の利益相反ポリシー策定に関するガイドライン：文部科学省（2006年）
- 厚生労働科学研究における利益相反の管理に関する指針：厚生労働省（2008年）
- 医学研究のCOIマネージメントに関するガイドライン：日本医学会（2011年）
- 企業活動と医療機関等の関係の透明性ガイドライン：日本製薬工業協会（2013年）
- 臨床研究にかかる利益相反（COI）マネージメントの意義と透明性確保について：日本学術会議（2013年）

が設立したベンチャー企業の利益のために危険性を知りながら臨床研究を強行した」として，利益相反が問われることになりました．

　この事件を契機として2000年10月修正のヘルシンキ宣言（人間を対象とする医学研究の倫理的原則）に利益相反の項が追加されました．ちなみに現時点（2013年10月に修正）のヘルシンキ宣言では，第22項目に，研究計画書に含むべきこととして「起こり得る利益相反」，第26項目に，被験者候補に十分に説明することとして「起こり得る利益相反」を明記しています．また，第36項には，「資金源，組織との関わりおよび利益相反が，刊行物の中には明示されなければならない」，さらに，「この宣言の原則に反する研究報告は，刊行のために受理されるべきではない」と記載されています[2]．したがって利益相反が明示されていない研究報告は投稿しても受理されないことになります．

● 利益相反について

　日本医師会のホームページに利益相反についての説明があり，「利益相反（Conflict of Interest：COI）とは，一般的には，ある行為が，一方の利益になると同時に，他方の不利益になるような行為をいう．法律的には，さまざまな利益相反行為が禁止ないし制限されているが，医療との関係では，臨床研究における利益相反行為が重要である」と記載されています[3]．医学研究における利益相反については多くの学会にもそれぞれのガイドラインが存在します．関係省庁等が定めたガイドラインのうち主要なものを**表1**に示します．

　ここでは2008年に示された「厚生労働科学研究における利益相反（Conflict of Interest：COI）の管理に関する指針」に沿って説明します[4]．この指針では，利益相反とは，「外部との経済的な利益関係等によって，公的研究で必要とされる公正かつ適正な判断が損なわれる，又は損なわれるのではないかと第三者から懸念が表明されかねない事態をいう」と定義されています．また，「公正かつ適正な判断が妨げられた状態としては，データの改ざん，特定企業の優遇，研究を中止すべきであるのに継続する等の状態が考えられる」とされており，利益相反により研究の公正性，信頼性が失われる事態が大きな問題であるといえます．また，「経済的な利益関係」とは，「研究者が，自分が所属し研究を実施する機関以外の機関との間で給与等を受け取るなどの関係を持つこと」であり，「給与等」は，「給与の他にサービス対価（コンサルタント料，謝金等），産学連携活動に係る受入れ（受託研究，技術研修，客員研究員・ポストドクトラルフェローの受入れ，研究助成金受入れ，依頼試験・分析，機器の提供等），株式

等〔株式,株式買入れ選択権(ストックオプション)等〕,及び知的所有権(特許,著作権及び当該権利からのロイヤリティ等)を含むが,それらに限定はされず,何らかの金銭的価値を持つものはこれに含まれる」とされています.

利益相反の状態にあること自体を問題と考えている研究者もいるようですが,産学連携活動はこれからの医学研究,とりわけ臨床研究を推進していくうえで必要であり,利益相反状態にある研究者は,むしろ活発に研究を行っている研究者とみなすことができます.利益相反状態そのものが研究結果について間違った判断をすることを意味するわけではありません.一方で,利益相反状態に関しては,論文等にもその開示が求められることが多いため,開示のみで透明性が確保できると考える研究者もいますが,それだけでは利益相反を許容できることにはなりません.研究が倫理的であるためには,利益相反の開示とともに,その,適切で効果的な管理が必要となります[5].管理の方法にはさまざまな選択肢があります.最も極端なものは「利益相反にある研究者がその研究に従事することを一切禁止する」というものですが,これは現実的ではありません.

そのような観点から,日本学術会議が「臨床研究にかかる利益相反(COI)マネージメントの意義と透明性確保について」という提言を示しています[6].この中で,「臨床研究の進歩のために産学連携は避けて通れないが,我が国においては産学連携を推進するための基盤整備が十分に整っているとは言い難い状況にある」と記載されています.そのことを如実に示した事例が後述のディオバン(バルサルタン)事件であるといえます.この提言の中では,(1)産学連携活動当該機関・団体・組織は,自ら利益相反指針を策定し,適切な利益相反マネージメントを行うこと,(2)研究者主導の臨床研究でも治験同様[*]データの信頼性を保証できる体制の整備,(3)当該研究にかかわる経済的利害関係の適正な開示,(4)研究者主導臨床試験は,奨学寄附金ではなく,委託研究費,共同研究費等で受け入れること,(5)バイアスに関する懸念を抱かせることなく研究成果の報告をすること,(6)研究者は,研究費のみならず,当該企業からの研究者の受け入れを含む労務の提供,研究設備の使用,原稿執筆料等も開示すること,が提言されています.

また,日本製薬工業協会は「企業活動と医療機関等の関係の透明性ガイドライン」を示し,2013年度から前年度分の研究開発費,学術研究助成費,原稿執筆料,情報提供関連費等が各製薬企業のホームページ等で公表されることになりました.

[*] 治験ではモニタリング,監査が必要とされており,後述のごとく平成26年に施行された「人を対象とする医学系研究に関する倫理指針」では研究者主導の臨床研究のうち侵襲を伴う介入研究ではモニタリングの実施が義務付けられた.

■ ディオバン(バルサルタン)事件[6]

製薬会社ノバルティスファーマが販売する降圧剤ディオバン®(一般名バルサルタン)を使った臨床研究に,同社の社員(当時)が身分を明示せずに加わって統計解析を実施しており,複数の大学での医師主導臨床研究のデータを改ざんしたとされています.これらの研究データから,「ディオバン®は,比較対象とされた他の高血圧の薬に比べて脳卒中や狭心症等の続発症の発症を抑える効果があった」という結論をまとめ複数の論文にして発表し,ディオバン®の効果を大きく取り上げ,販売促進活動に利用しました.しかしながら,患者のカルテのうち確

認できるものを調べたところ，いくつかの症例でデータの改ざんが判明しました．その後多くの論文が撤回され，医薬品医療機器法（旧薬事法）違反に問われることになりました．身分を明示せずに研究に加わった元社員の裁判が行われ，データの改ざんは認められましたが，2017年3月16日に一審で無罪判決が言い渡されました．

● モニタリングおよび監査

わが国の医学研究の倫理指針である「人を対象とする医学系研究に関する倫理指針」（平成26年12月施行，平成29年2月一部改正，文部科学省，厚生労働省）にも利益相反についての記載があり[7]，倫理審査委員会では，研究機関および研究者等の利益相反に関する情報も含めて審査しなければならないことが明記されています．さらにこの指針では，第8章「研究の信頼性確保」という，これまでの指針にはなかった章が新たに加わりました．利益相反に関する内容はディオバン事件以前の「臨床研究に関する倫理指針」（平成15年施行）にも記載されてはいましたが，「インフォームド・コンセントの際に被験者に対して利益相反について説明する」といった程度の内容であったものが，新しい指針では，研究計画書や説明事項の記載に加えて，新たに「第18 利益相反の管理」という項目が立てられ，(1) 各研究者の利益相反の研究責任者への報告義務，(2) 研究責任者の研究計画書への利益相反の記載義務，(3) 各研究者の利益相反の研究対象者への説明義務，を課しています．「人を対象とする医学系研究に関する倫理指針」には，同じく第8章に「第20 モニタリング及び監査」という項目が加わりました．これらは治験では従来行われていたものです．

モニタリングとは，治験や臨床研究が研究計画どおり行われているかを，治験依頼者や研究責任者によってあらかじめ指定されたモニタリング従事者に確認させることであり，治験や臨床研究の品質管理（quality control）にあたるものです．一方，監査はモニタリングとは異なり，臨床試験の実施，管理に直接携わらない従事者が，品質保証（quality assurance）の一環として，治験や臨床研究が，研究計画書，法律や指針等を遵守して行われていたか否かを評価することです．前述の第20項では，(1) 研究責任者は，侵襲を伴う介入研究では研究の信頼性確保のためにモニタリングを実施し，必要な場合は監査を実施すること，(2) 研究責任者は，適切にモニタリングおよび監査が行われるよう，これらの従事者に必要な指導・管理を行うこと，(3) 研究責任者は，当該研究の実施者およびモニタリング従事者に監査をさせないこと，(4) モニタリング従事者は，結果を研究責任者に，監査従事者は，結果を研究責任者および研究機関の長に報告すること，(5) モニタリング従事者および監査従事者の守秘義務，(6) 研究機関の長は，モニタリング及び監査の実施に協力し，また実施のための必要な措置を講ずること，が課せられています．

● 研究不正について

ここまで述べてきたように，利益相反はその状態自体が問題ではなく，研究者や企業の利益と研究対象者の利益が衝突した際に，被験者保護のためのインフォームド・コンセントが不十

表2 特定不正行為（研究活動における不正行為への対応等に関するガイドライン）

①捏造
　存在しないデータ，研究結果等を作成すること．
②改ざん
　研究資料・機器・過程を変更する操作を行い，データ，研究活動によって得られた結果等を真正でないものに加工すること．
③盗用
　他の研究者のアイデア，分析・解析方法，データ，研究結果，論文または用語を当該研究者の了解または適切な表示なく流用すること．

分になるなどの問題に加えて，研究者や企業の利益のために研究データの改ざんという研究不正につながりやすいものであるという点が問題です．一方，基礎医学の分野でも東京大学分子細胞生物学研究所（旧加藤研究室）や理化学研究所（STAP細胞事件）における論文不正に関する問題が起こってきました．これまでも研究不正はしばしば指摘されておりさまざまな防止に関するガイドラインが策定されてきましたが，同様の事案が後を絶たず，社会的に大きく取り上げられる事態となっていることを背景に，平成26年8月に文部科学省が「研究活動における不正行為への対応等に関するガイドライン」（大臣決定）を策定しました[8]．また同様のガイドラインは，厚生労働省でも平成27年1月に「厚生労働分野の研究活動における不正行為への対応等に関するガイドライン」が策定されています．

今回の決定がこれまでに定められたガイドラインと大きく異なる点は「従来研究活動における不正行為の対応が個人の責任に委ねられている側面が強かったものを，今後は，個々の研究者に加えて大学等の研究機関が責任を持って不正行為の防止に関わること」であるとされています．またそのために研究倫理教育責任者を配置し，大学等での倫理教育の実施を推進したり，科研費等の競合的資金によって行われる研究活動を行うすべての研究者に研究倫理に関係するプログラムの履修を義務付けたりしています．さらに一定期間のデータの保存も義務付けられています．また何が研究不正にあたるのかを判断することは容易ではありませんが，このガイドラインが対象とする不正行為（特に特定不正行為とよばれている）は，**表2**に示しているとおり，捏造，改ざん，盗用，の3つです．

しかしながら，「新たな研究成果により従来の仮説や研究成果が否定されることは，研究活動の本質でもあって，科学的に適切な方法により正当に得られた研究成果が結果的に誤りであったとしても，それは不正行為には当たらない」としています．さらにガイドラインの中で，その他の不正行為として，「二重投稿：他の学術雑誌等に既発表または投稿中の論文と本質的に同じ論文を投稿する行為」や「不適切なオーサーシップ：論文著者が適正に公表されない行為，すなわち著者の資格を有しないものを著者に加える，あるいは資格を有する者を著者から除外する行為」が挙げられています．これらについては今後科学コミュニティにおいて対応方針を示していくことが強く望まれる，とも記載されています．また前述の倫理教育の中に利益相反の考え方や守秘義務についても知識として習得することが明記されています．

おわりに

　この項では，医学研究の公正性，信頼性を確保するための倫理規定とその端緒となった臨床研究における事件について概説しました．わが国では，治験は法律〔医薬品の臨床試験の実施の基準に関する省令（GCP）〕によって，公正性，信頼性を確保されています．臨床研究に関してはその点が大きく遅れておりましたが，平成26年に施行された「人を対象とする医学系研究に関する倫理指針」でようやく整い始めました．利益相反を適切に管理できなかったり研究不正を行ったりすると，医学研究の公正性，信頼性が損なわれるのみではなく，医学雑誌に論文を掲載することができない，公的研究資金を得られなくなる，所属の研究機関による懲戒処分等を受ける，法的責任を問われる，といった不利益を被ることがあり得ます．利益相反を充分理解し適切な管理を行い，正しい研究手法でデータを作成し，人を対象とした医学研究を進めていかなければなりません．

（神田芳郎）

参考文献

1) 河原直人：平成25年度「リサーチ・アドミニストレーターを育成・確保するシステムの整備」（研修・教育プログラムの作成）5 ライフサイエンスと利益相反：http://www.mext.go.jp/component/a_menu/science/micro_detail/__icsFiles/afieldfile/2014/07/14/1349636_02.pdf
2) 世界医師会：ヘルシンキ宣言　人間を対象とする医学研究の倫理的原則：http://www.med.or.jp/wma/helsinki.html
3) 日本医師会：医の倫理の基礎知識　各論的事項　No.14「利益相反（COI）」（村田真一）：http://www.med.or.jp/doctor/member/kiso/d14.html
4) 厚生労働科学研究における利益相反（Conflict of Interest：COI）の管理に関する指針：http://www.mhlw.go.jp/general/seido/kousei/i-kenkyu/rieki/txt/sisin.txt
5) ロバート・J.アムダー編著，栗原千絵子，斉尾武郎訳：IRBハンドブック臨床試験の倫理性確保，被験者保護のために，中山書店，2003．
6) 日本学術会議：臨床研究にかかる利益相反（COI）マネージメントの意義と透明性確保について：www.scj.go.jp/ja/info/kohyo/pdf/kohyo-22-t183-1.pdf
7) 厚生労働省：研究に関する指針について：http://www.mhlw.go.jp/stf/seisakunitsuite/bunya/hokabunya/kenkyujigyou/i-kenkyu/
8) 研究活動における不正行為への対応等に関するガイドライン　文部科学大臣決定：http://www.mext.go.jp/b_menu/houdou/26/08/__icsFiles/afieldfile/2014/08/26/1351568_02_1.pdf
9) 厚生労働省：厚生労働分野の研究活動における不正行為への対応等に関するガイドライン：http://www.mhlw.go.jp/stf/seisakunitsuite/bunya/0000071398.html

研究成果の発表

限られた時間で
わかりやすいプレゼンテーションを
するために

1 ▶研究成果を発表しよう
―発表する学会の選択から演題採否通知まで

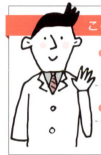

この項のポイント

- 学会で発表することは臨床的な成長につながるのでまず始めてみよう！
- 準備は早めにして，指導者と相談しながら進めよう！

はじめに

　筆者は研究にあまり興味を持たずに医学部を卒業し，リハの臨床の楽しさにひかれてリハ医を志しました．そして臨床の1つひとつに興味を持ちながら，先輩方に研究発表の方法を一から教えていただき，徐々に研究に興味を持ち始めました．その結果，自分自身が知識を習得し，臨床とは違った整理された考え方を身につけることで日常臨床の質を上げることができたと感じています．思えば，最初に研究の発表をするまでが最も大変で，ハードルが高いものでした．最近は，研究発表の仕方が雑誌に掲載されることもありますが[1]，「これ」と決まった方法があるわけではありません．この項から2項にわたり筆者自身が教わったことを軸に研究成果の発表方法について解説します．

■ 研究成果の発表の流れ

　筆者が研修医のころ，ある先生から「研究成果を学会に発表する際には論文ができあがっており，発表後に修正してすぐに投稿すべきである」と指導を受けました．とてもよいことですが，筆者はそれを今まで実行できたことはありません．筆者が行っている研究成果の発表の流れを図1に示し，順に説明を加えます．

■ 発表する学会の選択

　学会の選択のポイント（表）はさまざまですが，初心者は同じ職種の方が中心で，できれば先輩が発表したことがある地方会レベルの規模の学会を選択するとよいでしょう．最近は疾患や障害別の学会も増えており職種間の壁も低くなっていますので，興味がある分野を扱っている学会を選択する方法もあります．筆頭演者（発表者）は学会に入会する必要があることが多く，

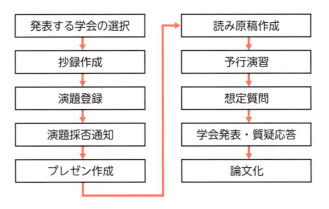

図1　研究成果の発表の流れ

表　学会選択のポイント

規模：	国際学会，全国学会，地方会，その他
対象：	専門医，医師，コメディカル，学生
分野：	疾患，障害
入会資格：	各職種，推薦
演者資格：	学会員限定（主演者・共同演者）
発表形式：	口演，ポスター，ポスター＋口演，シンポジウム
日程：	演題登録期間，学会期間
費用：	参加費，入会費，出張費
取得：	研修単位，研究実績

　共同演者（研究にかかわった者，指導者を含む）も同様であることが多いです．学会の開催頻度は年に1回から数回までさまざまですので，演題登録期間（抄録の締め切り日）と学会期間を確認して予定を組んでください．学会に入会したり発表したりするには費用がかかりますが，所属機関から支給されることもありますので確認してください．発表によって専門医の受験資格や，認定療法士の受験資格が得られる場合もあります．狙いを絞った学会のホームページ等で上記の情報すべてを確認して，そのときの自分に適した学会を指導者と相談して選択してください．

● 抄録作成

　その後，抄録を作成します．抄録は各学会により，文字数や形式が決まっています．形式には審査用と学会誌掲載用があります．ほとんどの学会が審査用＝学会誌掲載用ですが，日本リハビリテーション医学会学術集会地方会のように審査用と別に学会誌掲載用を求められることもあります．また，日本義肢装具学会のように審査用から論文形式の抄録を求められることもあります．

　抄録の実際を図2に示します．基本的には【目的】【対象】【方法】【結果】【考察】の順に記載します．症例報告の場合は同じような順番ですが，【はじめに】【症例】【経過】【考察】の順

a) 介入研究の抄録

演題名：慢性期脳卒中片麻痺患者に対するAの効果の検討：無作為化比較試験 — 短く，具体的に．

英文演題名：Effect of "A" in patients with chronic stroke : a randomized controlled study

Key word：脳卒中　片麻痺　リハビリテーション — 医中誌Web等で検索される．

【目的】慢性期脳卒中片麻痺患者に対する，Aという治療法の効果を検討した．
【対象】脳卒中発症6カ月以降で，片麻痺はBr.stage 5以上，Functional ambulation classification 5以上で，文書で研究参加の同意を得た20例とし，1カ月以内にけいれん発作を認めたものは除外した．
【方法】無作為に介入群と非介入群に割付け，介入群にAを40分/日，週5回，4週間行い，非介入群はBを同様に行った．主要評価項目は10m歩行試験（10 mWT）で副次評価項目を下肢Fugl-Meyer assessment (FMA)とし，介入前後で評価した．同群間の介入前後値の比較は対応のあるt検定，介入前後値の差の群間比較はMann-Whitney検定を用いた． — 同じ語句が続く場合は()内に略語を記載する．Br.stageのように学会内で認知されよく使われている場合は最初から省略形で記載してもよい場合がある．
【結果】全例有害事象や脱落なく経過した．介入前の両群（各群10例）の年齢・性別・疾患・発症後期間・Br.stageに有意差を認めず，介入群，非介入群ともに介入前後で10 mWT，FMAともに改善し，介入群は非介入群にと比較し10 mWT，FMAの改善が有意に大きかった．
【考察】Aにより歩行障害は改善する．その要因として下肢麻痺の改善が挙げられる．— 結果から導き出せる1番言いたいことをまず述べる．
先行研究では歩行障害は改善するが対照群と有意差を認めないという報告がある．症例が少ないことが限界として挙げられ，今後は多施設共同研究を行う予定である．

b) 症例報告の抄録

演題名：大腿切断端の皮膚脆弱性に対しBのライナーが有効であった1例 — 症例報告とわかるように．

英文演題名：An effective therapeutic approach of "B" liner with skin fragile stump in an above knee amputation : a case report

Key word：大腿切断　皮膚脆弱性　ライナー

【はじめに】大腿切断後の義足作成において断端に皮膚脆弱性を伴うとリハビリテーションの進行に難渋することが多い．今回，Bのライナーを試みスムーズに義足を作成でき歩行獲得に至ったため報告する．
【症例】65歳男性，有棘細胞がんで左大腿切断を行う前日に当科に紹介となった．全身状態は良好で下肢筋力はMMT 5・可動域も制限なく独歩でADL自立していたが，病変以外の場所にもアトピー様の表皮剥離を多数認めており，術後放射線療法を予定しているため皮膚脆弱性に対し配慮する必要が予測された． — 文字数等で【】で記載されている見出しをすべて省略することもできる．その場合はここの部分を「症例は」とおきかえればよい．
【経過】術後1日より断端訓練を中心とした理学療法を処方した．断端端で筋力・可動域ともに問題なく経過したが，術後1週でCのライナーを試用したところライナーに皮膚が付着し出血を認めた．そこで術後2週にBのライナーを試用しCと比較し皮膚の付着が少なかったため装着時間を徐々に増やすと同時にBのライナー式（キャッチピン）ソケット，多軸膝継手，単軸足部を用いた大腿義足を処方した．術後3週の仮合わせから平行棒内で歩行が可能となり，放射線療法と並行して歩行訓練が可能となり，術後8週で杖歩行を獲得し，放射線療法終了後ADL自立し自宅に退院した．
【考察】BはCと比較し皮膚に対する刺激が少ないことが利点であり，熱を伴うと軟らかくなり力が伝わりにくい点が欠点である．筋力・可動域が十分ある皮膚脆弱性が強い今回の症例にはBは有効であった．

図2　抄録の例

に記載します．【 】の見出しは記載することもあれば，字数等で省略することもあります．初めての学会であれば過去の学会誌を必ず見て傾向をつかむことが重要です．登録する前に，共同演者の許可，指導を受けることを忘れないでください．

● 演題登録（抄録の登録）

抄録の登録方法は電子メール等さまざまですが，国内の規模の大きな学会では学会抄録システム[2)]が採用されていることが多いです．セキュリティがかかったパソコンから暗号通信で送信することがマナーです．登録の実際の画面（図3）では，ポスターや口演，シンポジウム等の発表形式が選択できます．動画が必要な場合，事前に申請が必要なことがあります．発表分野も学会により規定がありますので入力します．

全演者の名前・所属・会員番号を入力します．順番は発表者が筆頭になり，指導責任者が末尾になります．

演題名は簡潔に，症例報告なのか，介入研究なのかといった研究デザインが明確になるとよりよいと考えます．英語演題名が求められることもあります．

抄録は自身のワードプロセッサー（Word等）で作成し，コピー機能を使ってペーストすることが勧められています．記号を用いる場合はテンプレートからコピーすると使いやすいですが，システムの注釈を必ず確認してください．"③"，"Ⅳ"等の環境依存文字は使えないことがありますので注意してください．

入力を確定すると，システムチェックが入り，自身で確認をしたのち登録となります．パスワードを設定し締め切り日までは訂正できます．締め切りは延長されることも多いですが，延長ありきで予定を組むことは望ましくありません．

● 演題採否通知

締め切り日から一定期間をおいたのち，演題採否通知が登録した電子メールに届きます．そこで発表形式が最終的に決まりますので，プレゼンテーション（以下，プレゼン）の作成に移ります．

発表形式は口演とポスターが主ですが，学会によってポスターにも口演が必要な場合があります．口演の有無，発表時間，ディスカッションの時間を必ず確認してください．

よく口演とポスターの違いについて聞かれますが，口演もポスターも基本的には同じ価値があります．口演には動画を使用でき，言葉で補足できるメリットがあります．一方，ポスターにはすべての情報を長い時間提示しておけるというメリットがあります．ポスター発表の中にも電子化（e-poster）され，動画の併用が可能な場合もあります．発表するかもしれない興味のある学会にはあらかじめ参加して，他の先生方のプレゼンをよく見て勉強するとよいでしょう．

研究倫理に関するチェックリスト
○研究実施計画
・研究で得られた個人情報について、匿名性および秘密保持を行った。
・研究参加を強要しないように配慮した。
・研究参加者および家族への心情に配慮した。
・依頼事項は研究目的の遂行上、必要不可欠と認められたもののみに限った。
・研究参加者の安全性や危険性に配慮した。
○研究参加の依頼について
・研究目的、手順、参加方法を説明した。
・研究に伴う不快や危険、利益と不利益について説明した。
・予想される精神的、身体的な負担に対する対処方法を説明した。
・いつでも研究参加の取り消しが可能であり、それに伴う不利益がないことを説明した。
・研究参加についての質問にはいつでも応えられることを説明した。
・研究結果の公表方法と個人のプライバシーの保護、匿名性、秘密保持を説明した。
○研究参加者の「同意」について
・「同意書」を準備し、同意書には、研究者から十分な説明の上で同意した旨の文言を記した。
・同意書には、日付欄および研究参加者の署名と説明者(氏名、連絡先、所属)の署名を記した。
・研究参加者の自立度に応じて家族の同意を得た。
・同意書は同じものを2通用意し、研究参加者と研究者がそれぞれ保持した。

☆原稿が研究倫理に沿ったものであったか上記チェックリストを確認され、下記ボタンにチェックを入れてください。(必須):
□同意する

発表形式(必須):
選択してください
 一般演題口演発表
 一般演題ポスター発表
 一般演題学部学生ポスター発表
 症例カンファレンス

動画使用の予定 ポスター発表でもパソコンが使用できるように電源を用意します。発表形式で一般演題ポスター発表、一般演題学部学生ポスター発表を選択した場合には必須で入力ください)::
□あり □なし

発表分類(必須):
発表分類A(領域): 選択してください
発表分類B(疾患): 選択してください

(中略) 発表者の名前・所属・会員番号の記入

演題名(必須):
(例)摂食嚥下障害の予後既定因子の解析
制限文字数は全角換算で50文字以内になります。この字数を超えると登録できません。

英語演題名(必須):

抄録本文(必須)
抄録本文は、まず最初にご自身のワードプロセッサーで作成し、コピー機能を使って下段の抄録本文用枠内にペーストすることをお奨めします。

以下の記号を用いるときは、この欄でコピーして抄録本文内の必要個所にペーストすることで、より正確な抄録を作成することができます。また、<I></I><B></B><U></U>
は必ず半角文字を使用してください。

ここは、抄録を書く欄ではありません。
【目的】【方法】【結果】【考察】[] ＜(全角) ＞(全角)
    <I></I> <B></B> <U></U>
  →←↑↓
‰ Å＋−±×÷＝≠≒≦≧∞∽∈∋⊆⊇⊂⊃∪∩∧∨
α β γ δ ε ζ η θ ι κ λ μ ν ξ ο π ρ σ τ υ φ χ ψ ω ～℃
Α Β Γ Δ Ε Ζ Η Θ Ι Κ Λ Μ Ν Ξ Ο Π Ρ Σ Τ Υ Φ Χ Ψ Ω

上付き文字が必要なときは、文字の前後を^とで囲ってください。
(例) Na⁺ は Na$^+$ となります。

下付き文字が必要なときは、文字の前後を_とで囲ってください。
(例) H₂O は H_2O となります。

イタリック文字が必要なときは、文字の前後を<I>と</I>で囲ってください。
(例) <I>c-fos</I> は *c-fos* となります。

太文字が必要なときは、文字の前後を<B>と</B>で囲ってください。
(例) <B>太文字</B> は **太文字** となります。

アンダーラインが必要なときは、文字の前後を<U>と</U>で囲ってください。
(例) <U>アンダーライン</U> は アンダーライン となります。

抄録本文内で改行を入れたいところには、改行したい文の頭に
を記してください。

上記の記号との混乱を防ぐため、抄録本文内で＜および＞の記号を使うときは(たとえば$p<0.05$、$CO_2>2.2$が挙げられます)、必ず全角の＜および＞を使ってください。
(例) ×$p<0.05$ ○p＜0.05

下の枠が、抄録本文(タイトル、所属機関名、演者名は除く)を記入する欄です。先頭行は1マスあけずに左詰めで記入してください。ブラウザによって、下の抄録本文の枠が、極端に横長になってしまいます。本文の作成に不便な場合は本文の途中で適宜改行指定を入れても結構です。改行指定は、登録の際自動的に削除されますので、そのまま残しておいてください。

制限文字数は、全角換算で600文字以内です。この文字数を超えると登録できません。

図3 抄録登録システムの例

(斉藤,2013)[2]

おわりに

　学会は参加することも重要ですが，発表するとより自分の成長につながるのでぜひさまざまな学会で発表に挑戦してみてください．初心者が1人で一から準備するのはとても大変なので指導者をみつけ，指導を受け議論をすることを楽しんでください．

（越智光宏，佐伯 覚）

参考文献
1) UMIN　大学病院医療情報ネットワーク研究センター：http://endai.umin.ac.jp/endai/soukai/
2) 斉藤友博：共に学ぼう！診療録記載・プレゼンテーションのすすめ．学会発表　学会発表決定から抄録作成まで．小児科診療 76(4)：605-609，2013．

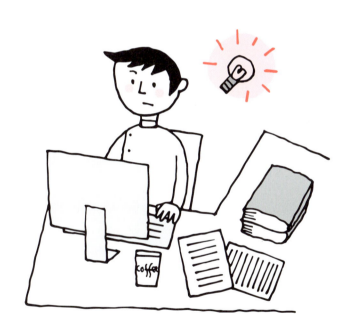

2 魅力的な発表, プレゼンテーションをしよう
―プレゼン作成から学会発表・質疑応答まで

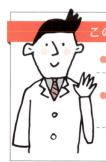

この項のポイント
- プレゼンは簡潔に，時間を守って行おう！
- 初めて聞く人にもわかるように発表し，ディスカッションをしよう！

はじめに

　学会の発表方式は年々進歩しています．口頭発表は電子化され，動画の使用も増えています．ポスター発表も一部電子化されており，動画の使用もごく一部で可能となってきています．プレゼン会場の画質や音質も進歩しており，さまざまな様式のプレゼンができるようになっている反面，発表会場で動画が再生されず困る場面もまだ見かけます．前項（Ⅲ章1）に引き続き筆者自身が教わったことを軸に研究成果の発表方法について解説します．なお，プレゼンのソフトは PowerPoint を使用しています．

● 口頭発表

1）準備

　まず，学会で指定されている発表時間を確認し，データ作成要項（対応する Windows や Macintosh の OS，PowerPoint のバージョン）を確認します．

　図1にスライド作成のポイントとデザインのポイントについて，スライドの作成例を示しています．②，③は同じ内容ですが，表にまとめた③のほうがわかりやすいかもしれません．

　背景色は電子化以前には青が主流でしたが，現在は白か黒が多いです．白だとまぶしくなる会場もありましたが現在は減少し，強調色を使いやすい意味で筆者は白を用いています．文字の色調は白の場合は黒と青の2色で十分です．カラフルなスライドはきれいですが，短い時間で伝えるという面では非効率ですので，多くても3色でできるように整理しています．行数は多くても8行以内で，それ以上要する場合はスライドを2枚にするように心がけています．

①スライド作成のポイント（文の一例）
- 発表時間7分で10枚を基本に枚数を考える．
- 箇条書きで単語なら単語，文なら文とスライド内で文体を統一する．
- 図・写真・動画は発表時に口頭で説明する．
- 1つのスライドにつき，1ついいたいことを入れる．
- 1番いいたいことはまとめのスライドに入れる．

②スライドのデザインのポイント（単語の一例）
- 背景の色調は白，黒，青
- 文字の色調は3色以内
- 行数は4～8行程度
- 行間は1行以内
- フォントはゴシック体
  日本語：MS P ゴシック
  英語：San Serif, Calibri

③表にまとめた一例

背景の色調	白，黒，青
文字の色調	3色以内
行数	4～8行程度
行間	1行以内
フォント	ゴシック体
日本語	MS P ゴシック
英語	San Serif, Calibri

図1　スライドの作成例

2）動画を用いる場合

　PowerPointの中で動画を再生する主な方法は，動画の参照ファイルを読み込む方法と，直接動画を埋め込む方法です．PowerPoint 2010の発売以降は動画を埋め込むことができるようになりました．

　参照ファイルを読み込む場合は，PowerPointのファイルと参照ファイルを同一フォルダ内に保存したうえで参照ファイルを読み込むようにするとよいです．動画を埋め込むことができれば同一フォルダに参照ファイルを保存する必要はありませんが，どの動画を埋め込んだかわからなくなることがあるので筆者は同一フォルダに保存するようにしています．

　それでもまだ，発表者のパソコンのPowerPointで動画が再生できていても，発表会場のパソコン環境で動画が再生できないことがあります．主な原因はさまざまな拡張子の動画ファイルに対応する再生ソフトが発表会場のパソコンにインストールされていないことですが，すべての原因を完全に除去することはパソコンのプロフェッショナルでも難しいようです．

　筆者は学会のホームページを確認し，動画を用いる場合の指示に従うことと，なるべく新しい拡張子の動画ファイルを用いないようにすることに気を付けています．現在ではWMVや

AVI，MPEG等を用いており，再生できなかったことはありません．事前に再生可能であるかどうか発表会場のPCセンターで確認することや，自分のパソコン本体を持ちこんで発表するなど，より確実な方法を選択すると安心です．

3）学会会場へプレゼンを持っていくときの注意点

　学会のホームページ等で受付可能メディアを確認し（USB, CD-R, SDカード等），できれば複数のメディアを持参しておきます．パソコン本体を持ちこむ場合は，外部モニター接続端子を確認します．D-sub15ピン以外は対応していないことが多く，HDMI端子等が必要な場合はD-sub15ピンに対応できるコネクタを準備しておきます．しかし，学会会場のパソコンがコネクタを認識しない場合もあり確実でないため，D-sub15ピンを持つパソコンを用意するほうをお勧めします．

■ ポスター発表

　まず，学会で指定されているポスターのサイズ，バナー（演題名・演者名・所属）の配置にあわせて，1枚刷り（バナーも含めて大きく1枚で印刷する，図2）にするか，複数枚刷り（A3またはA4で印刷し，バナーは別に印刷する，図3）にするかを決めます．

　1枚刷りにする場合はPowerPointのページ設定で幅と高さを指定します．試し刷りの際は通常のプリンタでA3（A4）縦で印刷し細部までミスがないことを確認してから，専用のプリンタで印刷します．専用のプリンタがない場合は，印刷業者に頼むか，学会によっては有料で印刷してもらうこともできます．用紙は布製のものを使うと折りたたみができて持ち運びやすく，光沢紙を用いると高画質の写真等をきれいに印刷することができます．E-posterの場合は印刷する代わりにPDFに変換して送信することが多いです．

　複数枚刷りの場合はプリンタでA3, A4等の1枚の紙の大きさを設定し，ポスターのサイズに合わせ最大枚数とその配置を確認します．A3であれば横2枚，縦5〜6枚が一般的なので，口演用のスライドと同じような枚数となります．通常のプリンタで印刷できますが，バナーの大きさによっては2枚に分けるなどの工夫を要する場合があります．

　次にポスターの構成を考えます．1番伝えたい情報は要旨（結語）に入っているので，バナーの下に要旨（結語）を配置すると，表題とまとめを1度に読んでもらえるため，興味を持った方にその下を読んでもらいやすくなります（図2）．複数枚の場合は縦に読む場合，横に読む場合と両方あり得るので，表題に番号をつけておくと親切です（図3）．

　背景は白がインクの無駄遣いがなくよいです．色は口演同様3色以内がお勧めですが，口演よりは長く見てもらえることを想定すると，色に意味をもたせて統一感を出すことが有効です．図，写真等を用いる場合は，口頭説明がなくても伝わるように下に説明文をつけておくとよいでしょう．

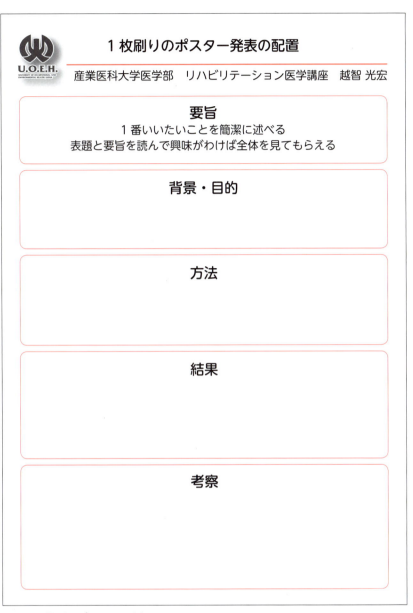

図2 1枚刷りポスターの例

● プレゼンテーション（スライド・ポスター）の作成

　症例報告のプレゼンの例を図3に示します．内容は架空のものです．症例報告であれば，その報告で1番有意義な情報は何であるかがポイントです．臨床研究では，対象患者をまとめて得られた情報は何であるかだけでなく，それを今後どのように臨床に生かしていくのかがポイントになります．

　また，プレゼンで難しい項目として考察があります．考察は要旨を理解してもらうためのもので，結果と要旨をつなげる重要な役割を持っています．自分の思いを入れるのではなく，必

慢性期脳卒中片麻痺患者に対し○○治療を行い，上肢機能が改善した1例

産業医科大学医学部　リハビリテーション医学講座　越智 光宏

1. はじめに

慢性期脳卒中片麻痺患者に対し○○治療を行い上肢機能が改善した例を経験したのでこれを報告する．

○○治療

2. 症例紹介

55歳女性．
2年前に左被殻出血を発症し，保存的加療をうけた．右片麻痺が残存し，上肢の改善を主訴に当院を受診した．

頭部 CT

既往歴・家族歴に特記事項はなく，発症前のADLは自立し，専業主婦であった．

3. 初期評価

意識清明，MMSE29/30，右利き
右片麻痺 Br.stage V-V-V
表在覚軽度低下，深部覚問題なし
STEF 54，食事は左手スプーン自立
杖とAFOを使用し歩行自立，BI 100

4. 問題点

#1　脳出血後遺症（左被殻）
#2　右片麻痺
#3　右上肢巧緻運動障害
#4　ADL制限（右手の使用）

5. 目標とリハ処方

目標　右手で箸を使い食事ができる

リハ処方　○○治療
　　　　　OT：右上肢巧緻運動訓練
　　　　　　　右手で食事の訓練

6. 経過

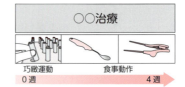

上肢機能の改善に伴い実践的な食事の練習を始めた．

7. 最終評価

	介入前	介入後
STEF	54	70
箸	左手自立	右手バネ箸自立

8. 考察（○○治療）

・慢性期脳卒中片麻痺患者の上肢機能の改善は難しい．　　　　　　　　　(Suzuki, 2000)
・○○治療は脳卒中片麻痺患者の△に作用し上肢機能を改善させる．　　　(Satoh, 2009)

9. 考察（右手の使用）

・麻痺手の不使用は上肢機能を低下させる．
　　　　　　　　　　　　　　　(Tanaka, 2008)
・食事動作は難易度の低いものから自助具を使用して練習する．　　(Yamada, 2015)
・○○治療で改善した上肢機能で右手を日常生活で使用することを習慣化させると上肢機能の改善を維持できる可能性がある．

10. まとめ

・慢性期脳卒中片麻痺患者に○○治療を行った．
・上肢機能は改善し麻痺手をADLで使用することができた．

図3　複数枚刷りポスターの例

要な情報をPubmed等のデータベースから検索し，理論を組み立てていきます．

　先行研究や先輩のプレゼン，論文等を勉強してからプレゼンの作成をしていくとよいでしょう．最初は情報が多すぎてスライドの枚数が増えてしまったり，文字数や図の数が増えてしまったりすることが多いです．そのときは要旨の内容に沿って，優先順位の低い情報を削除していきます．優先順位をつけるためにはより多くの知識が必要となるので，ここには労力を惜しまず，指導者としっかりディスカッションしてください．これによってプレゼンも洗練され自分自身も成長できます．

■ プレゼンテーション（読み原稿）の作成

　口頭発表がある場合，特に経験が浅い場合には読み原稿が必要です．読み原稿を作成し，実際に読んでみます．そうすると読みにくい部分や，説明していない図等の問題がみつかります．みつかった問題を改善し，自分が読みやすいスライド（ポスター），読み原稿に仕上げていきます．この時点で誤字・脱字はなくなっていることが望ましいです．

■ 予行演習

　でき上がったプレゼンを，指導者を含めた複数の人に聞いてもらいます．まずは話し方や速度，所要時間，内容のわかりやすさ等を評価してもらいます．発表する側は誰よりも勉強しているので内容を理解できるのですが，聞く側からすると理解しづらいところがあるかもしれません．理解できれば内容について深いディスカッションができるので，本番よりも勉強になることもあります．また，大幅な修正が必要なこともありますので，経験が浅い方はなるべく早く予行演習を済ませて，発表までによりよいプレゼンに仕上がるようなスケジュールを組んでおくことをお勧めします．

■ 想定質問

　プレゼンが完成したら，予行演習での質問等をもとに自分で想定質問集を作成します．想定質問集を作っても本番では思ったような質問がこないことがほとんどですが，内容を客観的にみることができること，より深く勉強できることに意義があります．

■ 学会発表・質疑応答

　発表の際，読み原稿の内容は覚えておくとよいです．また，図や動画の説明の際に，画面をポインタや指示棒を用いて指しつつ説明ができるとよいです．プレゼンが上手な人は，さらに聴衆を見ながら話し，まさに魅力的なプレゼンをしています．筆者自身もそのレベルに達することはできていませんが，経験を積んでそのようになれればいいなと考えています．

　質問は発表に興味を持ち理解してもらい初めてしてもらえるものなので，質問をしてもらえ

ることはとてもよいことです．自分にとって不都合な質問や答えにくい質問であったとしても，質問者に対する感謝の気持ちを常に表しながら誠意をもって対応してください．

発表が終了したら，質問内容を含めて指導者に報告し，今後の論文化について相談をしてください．

おわりに

これからも発表環境の変化やパソコンの進歩によってプレゼン自体が変わっていくことが予想されます．筆者自身がWindowsでPowerPointを用いてプレゼンをしてきたため，それ以外のOSやソフトの説明ができていないことをご容赦ください．魅力的なプレゼンを作るには，まず内容が重要です．プレゼンの方法やパソコンの知識は，発表時に内容の邪魔をしないための手段と割り切り，簡潔な発表にするよう筆者自身は心がけています．発表までにきっちりプレゼンを仕上げると論文化する際に有利です．

（越智光宏，佐伯 覚）

参考文献
1) 中島 伸：上手くいく学会発表．レジデントノート 14(9)：1811-1813, 2012.

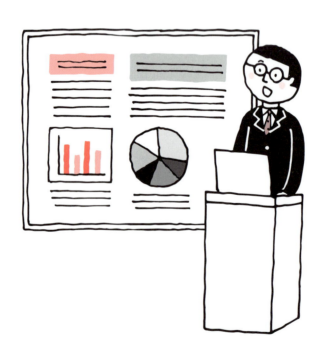

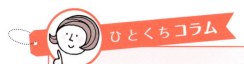 ひとくちコラム

プレゼンの常識・マナー

1. レーザーポインターをグルグル回さない
どのような素晴らしい内容であっても，とても目障りで，台無しです．これは，プレゼンにおける禁忌です．ポイントしたい部分をゆっくりと指し示すだけで十分です．

2. 1分間の適正文字数は300字
アナウンサーがニュース原稿を読む速度がこの程度です．制限時間内に多くの内容を詰め込んで早口でプレゼンして，ほとんど内容が伝わらないという悲惨な結果を招くことがあります．内容を減らしてでもポイントを絞り，ゆっくりとした口調で口演したほうが好印象で理解も得られます．

3. 服装はTPOを考えて
演者ではなくとも，学会に参加する際は社会人として最低限の服装のマナーは守りたいものです．会によっては，季節によってクールビズ，ネクタイ不要のお知らせがある場合がありますが，それ以外は，スーツ，ネクタイ（男性）は常識です．

4. セッションの途中で席を立つのはマナー違反
共同演者の講演が終わったからといってセッション途中で大人数でぞろぞろと退席するのは，他の演者にも，座長にも，学会の主催者にも極めて失礼です．よほどの理由がない限り，そのセッションが終わるまでは退席すべきではありません．

5. 予行演習（読み合わせ）をしっかりと
時間を計って，なるべく多くの聴衆の前で行います．思わぬ間違いがみつかることがあります．また，自分では気が付かない，聴き辛い癖（まー，えー，そのー等）を訂正する機会にもなります．

（志波直人）

IV

研究論文の作成と投稿

論文執筆の基本と投稿先の選択

1 論文の投稿先を選択しよう

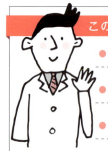

この項のポイント

- 研究成果を発表したら，きちんと論文にまとめよう！
- まずは，論文作成の準備をしよう！
- 研究テーマに合った投稿先をみつけよう！

● 研究成果の発表を論文化する

　研究成果を発表したならば，論文化するべきです．発表はその場限りのものであり，その後に残るのはせいぜい抄録くらいのものでしょうから，後世の患者治療や医学発展に役立てる研究成果といえるのであれば詳細を記載した研究論文の作成は義務といえます．

　表1に抄録と研究論文の違いを示しました[1]．抄録からは，字数制限のため研究成果の概要だけしか把握できません．通常，研究論文は複数の査読者により論文の内容と質を検討し，厳密に判断する査読というシステムを通して学術雑誌に掲載されます．

　研究発表の準備と同時に論文化の準備を進め，発表までの段階で考察以外は完成させるのが早道であり，考察は学会発表時の質疑応答を参考に作成すべきでしょう．しかし，実際にこのような段取りができるのはごく少数と思われます．とはいえ，論文化するには研究発表が終わったら，すぐに着手することが重要です．これは，時間が空くと考察等の思考過程が戻るのに時間がかかり，引用文献を何度も読み返さなければならず，論文が書きにくくなるからです．

　作成期限を自ら決めることで，モチベーションが下がらないうちに作成することが必要です．研究論文の作成は，研究発表と異なり，自分で期限を定めないと達成できません[2]．また，投稿しても1回で採択されることは少なく，多くの場合には査読者とのやりとりが必要となります．掲載までには忍耐強く取り組むことや，時間がかかることを十分に理解することが大切です（表2）．

● 投稿先の学術雑誌の選び方—学会誌と商業誌の違い

　研究成果は，書籍よりも学術雑誌で公表されるのが一般的です．学術雑誌には学会誌と商業誌があります．学会誌とは，各学会が会員に向けて発行する定期的刊行物であり，学会が関係する領域の研究成果を公表して共有することを主な目的としています．一方で，商業誌とは，

表1 抄録と研究論文の違い

	抄録	研究論文
字数	制限あり （通常は 400〜800 字程度）	制限が少ない （通常は 8,000〜16,000 字程度）
内容	研究の概略にとどまる	論理的，具体的である
図表	一般的には付けない	一般的に付ける
謝辞	表記しない	必要に応じて表記する
査読	簡易的に行われる	厳密に行われる

（百武，2012，文献1を一部改変）

表2 研究論文の作成にあたっての留意点

1. 期限を決めて作成する．
2. 投稿雑誌を決めて，その雑誌のスタイルに合わせて研究論文を作成する．
   投稿規定（ジャンル，字数，表記方法等）だけでなくスペルミスもチェックする．
3. 投稿しても不採択（リジェクト）になることがある．
   査読者から研究に関する意見を聞けることはむしろ財産である．
4. 修正しての再投稿を促されたらまずは喜んで，迅速に対応する．
5. 査読者や出版社とのやりとりは期日を守る．
6. 採択されてから掲載までには時間がかかる．
   和文ジャーナルのほうが比較的早いが，英文ジャーナルになると1年かかるものもある．

それぞれの出版社が発刊するもので，専門職を中心とした購読者全般に向けて，市販されるものです．

　学会誌に投稿された研究論文は，一般的に査読システムを採用しているため，商業誌よりも学術論文として高く評価される傾向にあります．一方で，商業誌は依頼原稿を扱っていることが多いですが，中には投稿原稿を受け付けている雑誌もあります．ただし，学会誌と同様に厳密な査読システムを採用しているものもあれば，そうでないもの，つまり編集担当者や出版社が掲載の可否判断をしている雑誌もあります．

　したがって，学術的な観点から，質の高い研究論文が掲載されるのは学会誌といえます．しかしながら商業誌は，発刊号ごとにテーマを特定した特集が組まれ，その分野の専門家の論考が多数掲載されています．それらは，時間をかけた査読を経たものばかりではないため，かえって新しい情報が盛り込まれていることがあります．さらに商業誌は広く市販され，一般的に読者数は学会誌よりも多くなります．そのため，研究成果を広く知ってもらうために，学会誌よりも多くの人の目にとまる商業誌に投稿することは効果的な一面があります[3]．

■ 投稿先の学術雑誌の選び方──一般的な投稿先の選択

　的確な投稿先の学術雑誌を選択することは，論文作成の計画の初期段階では非常に重要で

す[4]．同じ科学的専門分野または臨床的専門分野であっても，いろいろな学術雑誌があります．学術雑誌の選択は，まず研究論文の内容によって考える必要があります．次に，研究論文のインパクトの強さや読んで欲しい対象，学術雑誌の採択率等が選択の基準となります．雑誌によって論文構成（序論，目的，方法，結果，考察等：表3）や抄録・要旨・アブストラクトの書き方，引用文献の表記方法等が異なるため本来は執筆前に投稿する学術雑誌を決定するほうがよいです．

　最新知見を発見したならばトップジャーナルを目指すべきでしょう．基礎的な研究であればNature, Science, Cell等，臨床的な研究であればLancet, New England Journal of Medicine（NEJM）等がトップジャーナルといえます．新知見であればできるだけ多くの読者にみてもらえるジャーナルがよいです．その際に参考になるのがインパクトファクター（IF）です．IFはどれだけ多くの読者の眼に触れているかどうかの判断材料になります．ちなみにトップジャーナルのIFは，Nature（IF＝38.138），Science（IF＝34.661），Cell（IF＝28.710），Lancet（IF＝42.579），NEJM（IF＝58.912）です．また，業績の評価の際にIFを参考にされていることが多いです．学術雑誌の採択率は，著名な学術雑誌ほど多くの投稿原稿が集中するため必然的に低くなります．内容的には新知見でも，主として国内における問題点を議論した論文であれば，日本人の読者に広く読んでもらいたいという主旨で，和文ジャーナルに投稿すべきです．もちろん英文ジャーナルのほうが世界中の人に読んでもらえる利点があります．また，PubMedや医学中央雑誌等の検索システムに載っていない雑誌は評価が低いです．英文ジャーナルのトップジャーナルでいうと，Lancetは英国外科学会が，NEJMはマサチューセッツ内科外科学会が，Journal of the American Medical Association（JAMA）は米国医師会が，British Medical Journal（BMJ）は英国医師会が発刊しています．

　学会誌でも商業誌でも，学術雑誌はそれぞれ専門分野に焦点を当てたものになっています．学術雑誌に投稿する際には，まずは投稿規定を確認する必要があります．その中で「雑誌の目的」や「対象とする原稿」という項目があるので，それが投稿しようとしている研究論文のテーマに合致しているかの確認を行います．たとえば，日本リハビリテーション医学会の学会誌である「The Japanese Journal of Rehabilitation Medicine（Jpn J Rehabil Med）」の投稿規定では，投稿原稿の内容が「リハビリテーション医学の進歩に寄与する学術論文」となっています．完

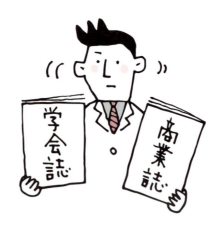

表3　研究論文の一般的な構成

1. 抄録，要旨
2. 序論（緒言，はじめに）
3. 目的・仮説
4. 方法
   研究デザイン，対象，データ収集方法，アウトカム評価，統計学的解析方法
5. 結果
6. 考察
7. 結論
8. 引用文献リスト

表4　投稿前にチェックするべき項目

1. 用意している研究論文のテーマが投稿予定の学術雑誌の目的の範囲内にあるか．
2. テーマはその学術雑誌によく取り上げられているか，それとも稀か．
3. 投稿予定の学術雑誌はそのテーマに最適な読者をもっているか．
4. どのような論文形式をその雑誌はとっているか．
5. その雑誌は1〜4の問いに答え得る著者への情報を公示しているか．

成した研究論文の内容や投稿区分が，投稿先の学術雑誌の投稿規定「雑誌の目的」に合致しているものであるかの判断は必須です．投稿しようとしている学術雑誌の主旨に合っていない場合には，掲載不可の判断が下される可能性があります．投稿前に表4にある項目をチェックするとよいでしょう．

■ 投稿先の学術雑誌の選び方─リハビリテーション医学関連雑誌の場合

　リハ医学の関連職種で扱う研究テーマであれば，各種関連学会の学会誌への投稿も可能です．和文ジャーナルでいうと，たとえば，日本リハビリテーション医学会，日本心臓リハビリテーション学会，日本摂食嚥下リハビリテーション学会，日本整形外科学会，日本神経心理学会，日本在宅医学会，日本温泉気候物理医学会等の学会誌です．リハ医学の英文ジャーナルで学会の発刊するものには，Physical Therapy（IF＝2.799，アメリカ理学療法士協会とオランダ理学療法士協会が共同発行の学術誌），Journal of Physiotherapy（IF＝4.000，オーストラリア理学療法士協会発行の学術誌），Physiotherapy（IF＝1.814，イギリス理学療法士協会発行の学術誌）等があります．表5にリハ医学関連の主な英文ジャーナルとそのIFを挙げました．

　最近では，業績を重視してか和文ジャーナルよりも英文ジャーナルへ投稿する方が多いように感じます．たとえば，Jpn J Rehabil Medは和文ジャーナルであるために掲載論文数は減少傾向にある一方で，英文ジャーナルに掲載された日本人による論文数が増加しているという指摘もあります[5]．

表5 リハビリテーション医学関連の主な英文ジャーナルとIF

学術雑誌名	IF(2016)
Archives of Physical Medicine and Rehabilitation	3.045
American Journal of Physical Medicine & Rehabilitation	2.064
Brain Injury	1.822
Clinical Rehabilitation	2.403
Disability and Rehabilitation	1.919
European Journal of Physical and Rehabilitation Medicine	2.060
Journal of NeuroEngineering and Rehabilitation	2.419
Journal of Physiotherapy	4.000
Journal of Rehabilitation Medicine	1.683
Journal of Rehabilitation Research and Development	1.043
Neurorehabilitation and Neural Repair	4.035
Physical Therapy	2.799
Physiotherapy	1.814

(Web of Science:2017年1月27日閲覧)

● 査読システム

本来であれば査読システムについて述べるのは,次の項「論文を執筆して投稿しよう」が適切かもしれませんが,研究論文の投稿先を決める際には査読システムへの理解も必要と思われるので,あえてこの項で触れます.

研究論文を学会誌に投稿すると,まずは査読委員長(Editor-in-Chief)に送られ,その投稿原稿は,各学会の編集委員会が選定した査読委員(レフェリー)により審査されます[6].査読委員は,各学会から研究分野の専門家が委嘱されます.通常,1編の投稿原稿に対して2~3名の査読者(査読委員)が審査しますが,投稿された研究論文の査読者には,その研究論文のテーマに関する研究を行っている専門家を,査読委員が指名します.ここ最近の英文ジャーナルでは,投稿時に投稿者が査読して欲しい人,査読して欲しくない人を選べることもあります.これは,研究分野が重なっておりライバル関係にある人を査読者に選ばないでほしいという要望を聞き入れてもらえることを意味します.査読者が査読するにあたっては,厳密に審査するために,指名された査読者には投稿者の匿名性が確保された論文(投稿者が誰かわからないように,表紙や本文,謝辞が出てくる個人名や所属をすべて隠した状態の論文)が届けられます.つまり,査読はほとんどの場合,査読者に投稿者の匿名性が確保された状態で進められます[7].

また査読は,さまざまな観点から審査されます.投稿論文がそのまま採択されることはほとんどなく,査読者からのコメント(修正意見)が付けられて投稿者に返ってきます.この際に,査読者からのコメントの査読者名は削除されるため,査読者が誰かも投稿者にはわかりません.

表6 研究論文の種類

種類	特徴
原著	研究論文のうちで，独創性が高く，科学的な研究としての意義が認められ，研究論文として形態が整っているもの．
短報	新しい知見を速報性をもって伝えるもの．原著と比べて文字数は少ないが，原著に劣るわけではない．
総説	ある特定のテーマに関して，複数の学問分野における知見を広く概観し，総合的に概説したもの．
症例報告	個々の患者の診断，治療，その後の経過の詳しい報告．

また，同時に研究論文の種類（区分）も審査されます．一般には，原著，短報，総説，症例報告等に区分され（表6），原著が研究論文として最も高く評価される論文といえます．研究論文の種類は，複数の査読者の意見が異なれば，各学会が規定するルール（査読規定）に則って最終的に決められます．また，査読が何回まで行われるかについても各学会で決められています．投稿者は，査読者からの査読結果を読み，修正すべき点を修正して再投稿します．詳細については次の項で解説します．

● 投稿論文には何が求められるか

前述のように投稿論文は査読者により評価され，掲載の可否が問われることになりますが，その基準があります．研究論文が評価される際の基準としては，①独創性，②信頼性，③リハ医学への寄与，④研究論文としての完結性等が挙げられます[8]．端的にいえば，編集者が「この論文をこの学術雑誌に掲載したい」と思うような研究内容の論文であるかどうかです．

①独創性：専門分野において既に明らかにされている事実や，それらの論文から類推可能な事実がある場合には，独創性のない研究論文と判断されます．そうならないためには，研究分野の関連論文を漏れなく調査しておく必要があります．内容や方法が同じで，対象だけが異なる類似論文が時折みられますが，その際には類似論文とどの視点が異なるのか，独創性を強調した研究論文に仕上げる必要があります．

②信頼性：信頼性とは，主にデータや論旨のことを指します．図表の分類や本文・図表の数値の誤り，不適切な統計学的解析方法は信頼性が低いと判断されるため留意すべきです．

研究論文をまとめるうえで，その他に求められるものは，正確性，客観性，不偏性（偏りがないこと），追証性（追試できること），論理性，簡便性，効率性等です．各学術雑誌の投稿規定に従い，表3にあるような研究論文の構成を行います．何をどのように記述するかが理解できれば，研究論文の作成はそれほど難しい作業ではありません．

● 出版規範委員会（COPE）によるガイドライン[9]

COPE（Committee on Publication Ethics）は，医学雑誌の編集者に対するガイドラインを制

定し，不正行為の論文（捏造，改ざん，盗用）や研究公正上の問題を取り扱っています．COPEは論文筆頭著者や論文査読者のためのガイドラインも公開しており，記載されている内容は，「筆頭著者の定義と心得について」，「守秘義務を守る」，「客観的で明確な査読レポートを書く」といった常識的な事項がほとんどですが，特に英語論文を作成する際には1度は目を通しておく必要があります．

近年の調査では，重大な研究不正の事例リストに133の事例が挙げられています．その内訳は，捏造（23.3％），改ざん（12.8％），盗用（54.1％），その他（18.0％）で，その他には多重投稿や利益相反等の記載漏れが含まれています[10]．盗用が5割以上もある理由は，いわゆる「コピペ」（コピーして貼り付ける）が今日では一段と容易になっているためだと考えられます．雑誌編集者および論文査読者から指摘されるまでもなく，投稿の際にはこのようなことがあってはなりません．

利益相反に関しては，「"なし"と書くことが一般的だ」，「利益相反があることはいけない」といった誤った声を耳にします．研究者であれば研究費獲得はむしろ業績ですので，利益相反を隠さず明記することが非常に重要です．

おわりに

投稿先を決定したらいよいよ研究論文を作成して投稿になります．論文を執筆して投稿に至るまでの過程に関しては次の項で述べます．

（松元秀次，下堂薗 恵）

参考文献

1) 百武武司：専門誌などに投稿してみよう．*Brain Nurs* **28**(7)：727-730，2012．
2) 板橋道朗・他：学会発表のノウハウと論文投稿を目指して―研究の第一歩は学会発表から．日ストーマ・排泄会誌 **27**(2)：5-8，2011．
3) 藤崎 郁：看護実践における研究．看護学概論，第14版，医学書院，2006，pp44-65．
4) 加賀谷 斉：論文執筆の流れ．ディサースリア臨研 **5**(1)：3-6，2015．
5) 長岡正範：論文投稿に関する編集者からの提言― Jpn J Rehabil Med から．*Jpn J Rehabil Med* **49**(4)：172-176，2012．
6) 川口孝泰：学術雑誌の査読システムのあり方―投稿時の注意点と査読の流れ．看研 **40**(2)：143-146，2007．
7) 早川和生：論文構成とまとめ方．これからの看護研究―基礎と応用（小笠原知枝，松木光子編），第3版，ヌーヴェルヒロカワ，2012，pp178-188．
8) 中川正史：論文投稿テクニック．歯科技工 **34**(7)：838-843，2006．
9) COPE：http://publicationethics.org/
10) 菊地重秋：我が国における重大な研究不正の傾向・特徴を探る（2014）―研究倫理の促進のために．白門 **66**：13-24，2014．

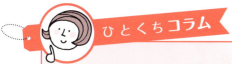

なぜ論文を書くのか？ いつ論文を書くのか？

　学会で発表したならばなるべく早く論文化しましょう．時間が空けば空くほど論文化が遠のきます．論文化は，自分の業績のためでなく，"後世の患者さんのために"と考えれば，成し遂げられるはずです．筆者自身のエピソードの中には，5回リジェクト（不採択）を食らって6回目の投稿先から「修正して再投稿すれば検討する」旨の返信がきたときがありました．まだアクセプト（採択）が決まったわけではないのに非常に嬉しかったです．原稿の微調整やゲラが刷り上がって修正するなど工程はいろいろと生じますが，論文の別刷を手にしたときにはそれまでの苦労が吹き飛んでしまいます．だから研究発表や学術論文作成はやめられないのです．

（松元秀次）

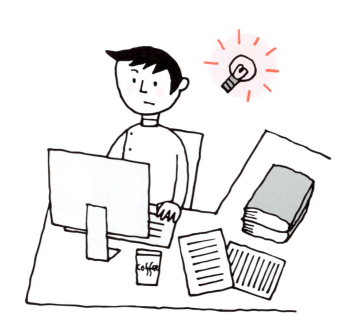

2 論文を執筆して投稿しよう

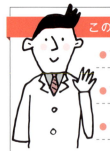

この項のポイント
- 論文投稿前に（雑誌の）投稿規定をきちんと確認しよう！
- 論文の作成方法を知ろう！
- 論文作成と投稿後の対応のコツをつかもう！

■ 投稿規定 (instructions for authors) を確認する

　投稿する学術雑誌が決定したら，まずは投稿規定を確認します．投稿規定の多くは，各学会もしくは学術雑誌のホームページで公開されています．遵守しなければどんなに素晴らしい内容の論文であっても査読の対象とされないため，投稿規定はダウンロードして熟読することをお勧めします．投稿規定で特に注意すべきは，文字数や図表の制限に関することです．他には，分句，単位，参考文献の記載等も留意点です．図表1点につき，文字数を何文字に換算する等，学術雑誌により規定が異なります．

　最近では，学術論文の書式には APA（アメリカ心理学会）方式[1]や MLA（アメリカ現代言語協会）方式が主流になりつつあり，各学会が投稿規定を変更することがあります．そのため，

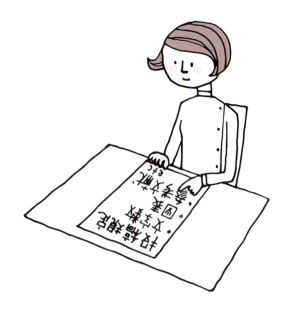

表1 APA方式とMLA方式の違い（参考文献の書き方を例に）

	APA方式	MLA方式
雑誌中の論文	著者名（出版年）．論文名．雑誌名．巻数，号数，はじめのページ―終わりのページ．	著者名．論文名．雑誌名．出版年，巻数，号数，はじめのページ―終わりのページ．
一冊の図書	著者名（出版年）．書名．出版社，総ページ数，（シリーズ名，シリーズ番号），（総ページ数）．	著者名．書名．出版社，出版年，総ページ数，（シリーズ名，シリーズ番号），（総ページ数）．
インターネットのウェブサイト	著者名（更新年）．ウェブサイトの題名．入手先（URL），閲覧日．	著者名．ウェブサイトの題名．更新年．入手先（URL），閲覧日．

必ず最新の投稿規定に従うように留意する必要があります．投稿規定に従わずに研究論文を投稿すると査読結果に影響する可能性があります．APA方式とMLA方式の違いを参考文献の書き方を例に表1に示します．

また，学術雑誌によっては，「投稿論文チェックリスト」があり，投稿時にこのチェックリストを一緒に提出する場合があります．チェックリストは研究論文の作成時にも活用でき，提出ファイルの漏れを防ぐ意味でも重要です．

● 論文タイトル（title）について

　論文タイトルは，それ自身で論文の内容がわかり，かつ簡潔なものがよいでしょう[2]．内容とかけ離れた，大風呂敷を広げたような大きなタイトルはあまり感心しません．また，よいタイトルをつけることは，その研究論文を読んでもらえるかどうかを決めてしまうほどの力を持っています[3]．よい論文タイトルの条件として，わかりやすいこと，論文の中身が想像できること，そして興味を引くことの3つが挙げられます[3]．多くの学術雑誌では，論文タイトルにも字数制限がありますが，取り組んだ問題点，着眼点，研究対象の3要素を必ず含めるべきです．

　研究論文の枠組みを決めるために，最初に仮題と概要を書いておき，最終的な論文タイトルは論文が完成してから決めればよいでしょう[4]．この点に関しては，意見が分かれるかもしれませんが，論文を完成した後に読み直してみると，当初考えていた内容とは趣旨が異なってしまうことが稀にあるため，筆者自身はこのようにしています．

　その他に，康永[5]は，論文タイトルはテーマを表現しても結論までは述べず，キーワードで始まり，語数は10〜12までにする，等の重要項目を挙げており，タイトルに相応しくない語や言い回しにも触れておりますので参考にしてください．

● 著者（author）について

　まず，著者名については投稿規定に従って正確に記載します．筆頭著者の決定は困難ではあ

表2　研究論文の著者となるべき条件

①研究の構造と設計，データの獲得，またはデータの解析と解釈に重要な貢献をしている．
②草稿の執筆，または草稿の重要な知的内容の改訂を行っている．
③論文の最終稿を承認している．

表3　抄録の目的

①読者が全文を読む必要があるかどうかを判断できるように，研究論文の概略と要旨を端的に示す．
②タイトルから予想される疑問への回答を示す．
③4つの要素（目的，対象と方法，結果，考察）をすべて最小限の字数でまとめ，これらの要素がお互いに補い合って全体像が浮かび上がるようにする．

りませんが，ときに問題となり得るので共著者の決め方とその記載の順番について以下に述べます．

　誰が研究論文の共著者となるかは，研究開始時に決まっているはずですが[3]，論文執筆にかかる段階で共著者の再確認と順番（second author から last author まで）の決定にはいくつかのルールがあります．国際医学雑誌編集者委員会（International Committee of Medical Journal Editors；ICMJE）[6]が提唱する生物医学系の雑誌の統一投稿規定（バンクーバースタイルとよばれ，500誌以上の多くの学術雑誌で採用）が最も一般的で，著者となるのは表2に示す3条件をすべて満たす人物としています．

　一方で，はじめから共著者のメンバーを固定せずに，最終的にその研究内容に重要な知的貢献を行った人物でよいとする考えもあり，データ収集や統計解析を担当する人を共著者に加えることも考慮すべきです．これはすなわち，医学論文であっても，医師以外のさまざまな職種（セラピスト，看護師，心理士，研究助手等）の人々を共著者にしてもよいとする考え方で，共著者となることでそれぞれが研究業務への責任感を高め，最高の力を発揮することができるといえます．

　ちなみに論文の責任著者は，corresponding author とよばれ，first author もしくは指導者がこれに該当します．投稿の際には指定しなければならず，投稿後の雑誌の編集部とのやり取りも行うことになります．

■ 抄録（abstract）を作成する

　和文もしくは英文の抄録を作成します．抄録の目的を表3に示します[4]．和文抄録は学会発表時の抄録と類似していますが，字数制限が異なる場合があるので注意を要します．最近では，その論文に掲載された研究結果が適切に理解でき，吟味できるように構造化抄録が求められる傾向にあります．これは，「目的」，「対象と方法」，「結果」，「考察」の4要素の構成で記載することになっています．抄録の字数制限を意識するあまり，その研究で何が行われたのか不明

瞭になってしまわないように注意が必要です．

そして英文抄録は，和文の内容を英文にすると考えてよいでしょう．英語の得意な方であれば自分で英文抄録を作成して構いませんが，1度はネイティブチェックを受けるほうが望ましいです．学会や学術雑誌によってはネイティブチェックの証明を求められることもあります．英文抄録を作成する際には，翻訳ソフトや翻訳サイトによる機械翻訳は絶対に避けるべきです．業者のネイティブチェックを利用する際には，機械翻訳では通常受け付けてもらえません．

英語がどうしても苦手な方は，和文抄録を翻訳業者に委託することもあり得ます．料金は文字数と翻訳業者にもよりますが，400字程度の翻訳であれば，1〜2万円程度です．ただし，翻訳業者はあくまでも英語の専門家であり，特定の研究分野の専門家とは限りません．したがって，翻訳業者の翻訳結果をそのまま投稿するのではなく，必ず確認し，場合によっては，自分と同じ研究分野の専門家にも確認してもらうとよいでしょう．研究論文の文章をそのまま抄録に用いることは避けて，文章の構成が乱れないようにして，表3の③にある4つの要素を意識して抄録を作成するとよいでしょう．

■ 論文の原稿本文（manuscript）を作成する

科学論文は，常にICMJEの「生物医学雑誌への投稿のための統一規程：生物医学発表に関する執筆と編集」[6]に則って作成されなければなりません．その書式については，緒言（Introduction），方法（Methods），結果（Results），考察（Discussion）のいわゆるIMRAD構造によっていることが求められます．もとより，倫理規定に抵触しないこと，過去に出版された論文でないこと，あるいは個人を特定できるような情報を流出させないことに配慮しなければなりません．このような論文作成上の基本的ルールは，投稿方法によって変わることではありません．

各項目のポイントは下記の通りです．

①緒言：本研究に取り組んだきっかけ，実施する理由・必然性，問題の所在を記述する．
②目的・仮説：何を対象に，何を研究し，何を明らかにし，何を考察，構築するかを明確に記述する．
③方法：他の研究者が再現できるように，具体的に5W1Hにて記載する．さらに研究期間，対象，データ収集，統計学的解析方法について明瞭に記載するのがポイントである．
④結果：結論の証拠材料を効率的に提示する．収集したデータすべてを列挙するのではなく，目的や仮説を実証するデータを選定・整理し記述する．
⑤考察：得られた結果を先行研究，既存の概念や理論と比較・照合・議論し，目的・仮説に対する最終的な答えを導き出す．従来の諸説との一致・不一致，新知見であるポイント，新たな問題提起，残された問題点等についていろいろな角度から研究の意義を見出す．
⑥結論：結果・考察から本質的なものを抽出して簡潔にまとめる．

表4 引用文献を判定する際の重要項目

①引用文献は最高水準のものか．
②その課題について入手できる重要な文献を採用しているか．
③全般的な文献と研究主題に該当する文献とがバランスよく掲載できているか．
④当該研究分野で当然知っておくべき最近の文献が引用されているか．

● 文献引用（reference）の書き方について

　文献の選択を質の高いものにするため，①文献欄の作成には十分な時間をかけ，ミスがないようにする，②文献引用のスタイルは投稿する学術雑誌の投稿規定に従う，という2項目が大切です．

　文献は可能な限り査読システムのある学術雑誌に掲載された原著論文を引用することが勧められます．臨床研究論文では，あまりにも多くの文献の引用は嫌がられ，引用数に上限を設けた雑誌さえあります．引用文献は重要なものに絞ることが賢明で，その際には一流雑誌の新しい原著論文や総説論文の中から適切なものを引用するとよいでしょう．編集者もしくは査読者の立場から投稿論文の引用文献を判定する際に，表4に記す4項目が重要です．

● 謝辞（acknowledgement）について

　謝辞では，助成金を提供してくれた機関，協力者や協力してくれた機関・組織に感謝の意を表します．共同執筆者以外で，たとえば機器や実験材料，専門的な技術・援助等の提供を受けた人，論文原稿に目を通して助言してくれた人，さらにはデータベースのようなところからの情報源を挙げるものです．一般的には，謝辞の対象に共著者は含めません．謝辞の表現には定型があり，学術雑誌を見慣れていれば問題はないでしょう．

● カバーレター（cover letter）を作成する

　カバーレターの目的は，どういう論文をなぜ投稿しようとしているのかを丁寧に説明することです[2]．タイトルと投稿論文の長さ，図表の数に始まり，なぜその学術雑誌に投稿しようとしているのか，その論文の優れたところは何かなどを説明し，その雑誌のどのカテゴリー（原著，短報，総説，症例報告等）に適しているかを明記しなければなりません．また，論文が他の学術雑誌に投稿中でなく，過去に出版されたことがないことにも触れなければなりません．手紙の冒頭では，「Dear Editor」ではなく，現在の編集者の名前を正しいスペルで書くことを勧めます．カバーレターを作成する際のよい論文の条件を表5に示します．

● 投稿方法―電子ジャーナルの普及とオンライン投稿

　近年の世界的なIT化の流れの中で，学術雑誌のオンライン化が進んでいます．また，世界

表5　カバーレターを作成する際のよい論文の条件

①研究デザインが優れている．
②結果の独創性と臨床的重要度が高い．
③データの提示の仕方が理論的かつ明快である．
④データに基づく結論の解釈が適切である．
⑤記述（方法論，研究デザイン，論理の流れ）が適切で簡潔である．

的なコンセンサスとして，電子媒体による出版は紙媒体と同様に出版行為とみなされます．現在，多くの学術雑誌が紙媒体だけでなく，電子媒体で出版されており，電子媒体のみの学術雑誌も少なくありません．このような電子ジャーナルの普及に伴って，各雑誌はオンライン投稿によって論文を公募しており，かつてのように郵送で投稿原稿を受け付けることはほとんどなくなりつつあります．こうして投稿から査読までがオンライン化されたために従来よりも諸手続きが迅速に行われるようになったこと，アクセプト（採択）後の情報発信が早いことなどが，学術雑誌のオンライン化の恩恵といえるでしょう[7]．

オンライン投稿にあたっては，まず投稿したい学術雑誌の投稿サイトにアクセスし，自分のアカウントを取得します．アカウント取得後はログインし，必要な入力事項の欄を埋めて，投稿論文のファイルをアップロードします．論文ファイルだけでなく入力項目についても別の文書ファイルであらかじめ用意しておけば，入力事項をコピー＆ペーストすることで早く処理できます．初回投稿か再投稿かの区別もチェック欄があるので，適切に対応します．オンライン投稿の際に必要な入力項目を表6に示します．

オンライン投稿時にはアップロードする文書や画像ファイルには，「Figure 1」や「Table 2」等の適切な名前をつけておきます．図表の画像ファイルは，本文のWordファイル中にリンクを貼り付けてあっても，文書ファイルとは別に1枚ずつアップロードしなければなりません．図表は1つずつ個別のファイルで用意します．文書や画像のフォーマットについては表7に示します．

● 再投稿（resubmission）について

投稿論文の判定は，アクセプト（accept），小訂正（minor revision），大訂正（major revision），リジェクト（reject）のいずれかになります．投稿論文がそのままアクセプトになることはほとんどなく，最終的に採択か不採択か決定するまでは，論文の訂正と審査が繰り返されます．

小訂正（minor revision）であれば，速やかに査読者のコメントに従って訂正し，再投稿すべきです．大訂正（major revision）の場合には，速やかな対応は難しいといえますが，できる限り査読者のコメント1つひとつに丁寧に回答し，場合によってはデータを追加して対応します[8]．ただし，コメントが理解できない場合やコメントに疑問を感じる場合には，著者は「このように考えて記載した」と理由を書いて再度査読者にコメントを求めることも必要です．査読者が間違えて解釈していることもあり，またわかりやすくコメントし直してくれることもあ

表6　オンライン投稿の実際の入力項目

①論文形式
　　原著論文，短報，総説，症例報告等．
②タイトル (title)
③抄録 (abstract)
④キーワード (keywords)
⑤著者名
　　すべての著者の氏名，所属等を順に入力．
　　corresponding author が誰かも指定する．
⑥カバーレター (cover letter)
　　編集長宛ての文章にあたる．
⑦著作権書式
　　所定の書式のものに自署したものを添付．
⑧論文と図表のファイル
　　本文の文書ファイルと図表の画像ファイルをアップロード．
⑨助成金の有無，および提供者
⑩利益相反 (COI) の有無

表7　文書と画像のフォーマット

①文書フォーマット
　　PDF 形式と HTML 形式に変換できる文書フォーマットでなければならない．最も一般的な形式は，Microsoft Word の .DOC ファイルである．推奨されるフォントは Times New Roman や MS 明朝等である．特殊なフォントの使用や，暗号化・パスワード設定は避ける．
②画像フォーマット
　　TIF 形式または EPS 形式が最適である．Photoshop 等の広く普及しているソフトを用いて作成するのが無難であるが，ほとんどのソフトで TIF 形式での保存機能を持っている．Microsoft Excel で作成したグラフは，画像ソフトで TIF ファイルに変換し，Figure として画像ファイルでアップロードする．PowerPoint で作成した PPT 形式のファイルを受理しない学術雑誌があるため，確認が必要である．
③図の画質
　　図は出版に耐え得るだけの高画質で作成・保存する必要がある．極端に細い線や小さすぎる文字の使用は避ける．スキャンは 1200 dpi 以上の解像度が推奨される．

ります．

　1番よくないことは，意図しないコメントが返ってきて，訂正もせずに諦めてしまうことです．学術雑誌の査読委員をしていて驚くことは，訂正の段階で再投稿されずにそのままになっている論文が多いことです．ぜひ，諦めずに再投稿してほしいと思います．

　再投稿で十分な訂正がなされていると判断されれば，ここでアクセプトとなります．しかし，不十分と判定されれば再々投稿ということになります．ただし，再々投稿になるということは，何とか掲載する方向へ導こうとする編集委員長 (Editor-in-Chief) の意向があると考えられるため，"またか"と嫌な気持ちにならずに"もう少し"と思って再々投稿を速やかに進めてほしいです．コメントに従った訂正がなされていれば，通常アクセプトの方向に向かうでしょう．

● リジェクトされた場合には

　リジェクトと判定された場合には，別の学術雑誌への投稿を早急に行うべきです．何のコメントもなくリジェクトされる場合もありますが，通常は査読者のコメントがついてきます．そのコメントを参考にして訂正できるところは可能な限り訂正し，ランクを少し落とした雑誌を選び投稿します[8]．雑誌の選択に関しては，Editor-in-Chiefから投稿先をアドバイスされることもあり参考になります．基本的にはインパクトファクターが少し低い雑誌を選ぶことが基本です．新しく投稿する学術雑誌の投稿規定に合わせて，論文の修正を行う必要がありますが，そこは頑張りどころです．

● 論文アクセプト後の対応について

　論文アクセプトの際には採択通知が来ます．それと同時に版権委譲の署名を求められます．著者全員の署名が必要になるので，迅速に対応しましょう．それが終わると，校正刷りが送られてきます．スペルミス・誤字・脱字や表記のズレがないかの最終確認段階になります．別刷の申し込みもこの段階で行います[9]．

　校正終了から出版までは，数カ月～1年と学術雑誌によって異なります．雑誌のホームページでは「online first」として，PubMed等の学術文献検索サービスでは「EPUB」として出版前の原稿が掲載されることもあります．論文の出版にあたっては，無料の雑誌も多いですが，オープンアクセス出版にしたり，カラー印刷の図表を含んだりすると費用が発生するので注意が必要です．

おわりに

　前項でも述べたように研究成果を発表したならば論文化すべきです．後世に学術論文を残し，医学発展に尽くしてこそ医療人といえるでしょう．文章を書くことは誰しも得意ではないですが，論文作成の決まりごとをよく理解し，抄録の作成から始めてみてほしいと思います．

〈松元秀次，下堂薗　恵〉

参考文献

1) APA Style：http://www.apastyle.org/
2) 山本泰司・他：基礎講座：老年性精進学研究の進め方と発表の仕方．老年精医誌 **21**：467-470，2010．
3) 酒井聡樹：これから論文を書く若者のために．大改訂版，共立出版，2015．
4) Nell L. Kennedy，菱田春子訳：アクセプトされる英語医学論文を書こう！．メジカルビュー，2001．
5) 康永秀生：必ずアクセプトされる医学英語 完全攻略 50 の鉄則．金原出版，2016．
6) ICMJE：http://www.icmje.org/
7) 久永明人・他：基礎講座：老年性精進学研究の進め方と発表の仕方．老年精医誌 **21**：593-595，2010．
8) 浦上克哉：基礎講座：老年性精進学研究の進め方と発表の仕方．老年精医誌 **21**：465-466，2010．
9) 加賀谷斉：論文執筆の流れ．ディサースリア臨研 **5**(1)：3-6，2015．

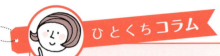

理系の人が論文を書くということ

　理系の人間は，理論的な"うんちく"は語れますが，文章を書くことがとかく苦手な人が多いです．かく言う筆者自身も右に同じで，20年ほど前までは筆を取る段階でその気になれないでいました．論文作成は，まず書いてみることが重要で，初めから上手い論文が書ける人はいないし，書いていくうちに上達します．発表して"うんちく"を語ることが悪いわけではないですが，それだけでは上達しません．よき指導者に出会い指導を受ければさらに上達が著しくなります．指導する立場から申し上げると論文を3編書けば，ほとんど指導はしなくてもよいレベルに達します．論文を書き始める人も，指導する人も我慢我慢！「耐雪梅花麗（雪に耐えて梅花麗し）」という言葉がありますが，努力して苦難や試練を乗り越えれば，大きく見事な成長が待っているでしょう！

（松元秀次）

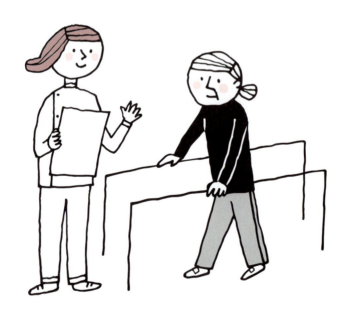

・巻末付録・

先輩に聞く！リハ研究の進め方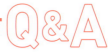

医師編

松元秀次先生

鹿児島大学大学院医歯学総合研究科
リハビリテーション医学

研究テーマ

水中訓練が脳卒中患者の下肢機能やQOLに与える影響

/研/究/概/要/

　脳卒中患者に対する水中訓練が，通常のリハ治療効果を高めるかを検討しました．連続する脳卒中120症例の中から，20～75歳で，下肢Br. Stage Ⅲ以上，自立歩行レベルの患者を対象に，非ランダム化2群比較試験を行いました．結果は，10MWTとMASの改善が水中訓練群で有意に大きく，QOL評価であるSF-36®も全項目で有意差をもって改善することがわかりました．水中訓練を通常のリハ治療に組み合わせることで下肢機能だけでなくQOLの改善効果もあることが示唆されました．

Q1 研究のきっかけは？

A. 鹿児島大学病院リハ科は，これまで温熱療法や温泉療法といった物理療法の研究を行ってきました．また研究結果をもとに臨床での活用を図り，治療成績をあげてきました．しかし水中訓練は，週に2回実施して患者さんには非常に好評なものの，治療効果の検証はまだという現状であったため，研究課題として取り組みました．

Q2 どのようにして研究に関する情報を集めましたか？

A. まずPubmed等で文献検索を行いました．文献検索の際には，キーワードをどうするかが，少々苦労しました．underwater exercise, exercise bath, kinetotherapeutic bath等とrehabilitationやstrokeを入力して200件ほどに絞り込み，abstractから関連するものをさらに絞り込む作業を行いました．また，研究計画を立てるにあたり，研究デザインや対照とする治療には留意して文献検索を行いました．そして，日本温泉気候物理医学会にご所属の先生方からはご助言をいただきました．

Q3 研究に必要な症例，時間，費用等はどのようにして確保しましたか？

A. 症例数と時間については問題なく確保できました．ただし，連続する120症例でしたので，それなりに時間は要しました．研究費に関しては，さほど費用のかかる研究ではありませんでしたが，日本温泉気候物理医学会から研究助成をいただくことで円滑に実施できました．

Q4 研究中に苦労した点，その解決方法は？

A. 研究計画を立てる際には，まず研究デザインをランダム化比較試験で考えました．しかし，実際には臨床で患者さんに接すると難しい研究デザインであると判断し（患者さんへの不利益を考慮），非ランダム化2群比較試験で計画せざるを得ませんでした．QOL評価は，一部に表現の難しい質問を含むため，1人ひとりに付き添って行いました．

Q5 研究結果は仮説どおりのものでしたか？

A. 研究開始前から，水中訓練は下肢機能もQOLも改善させると期待しておりました．とはいえ，改善の程度は不明でした．QOLの8項目の一部で差が出るであろうと予想していたのですが，結果は期待以上で，対照群と比べ8項目すべてで有意差が得られました．

Q6 学会発表にあたって，わかりやすく伝えるために工夫した点は？

A. 論文発表前に日本温泉気候物理医学会学術集会で発表しました．見やすいスライドを心がけ，対照群とのコントラストを付ける点を工夫しました．そのためには，表でなくグラフを用い（論文では表ですが），配色にも留意しました．その甲斐があってか，発表後の質問だけでなく，フロアでの質問もたくさんいただきました．

Q7 投稿誌はどのように決定しましたか？

A. まず世界へ向けて発信することを念頭に置き和文誌よりも英文誌を選択しました．当科でこれまで経験のある物理療法の研究での投稿先を目安に決定しました．International Journal of Biometeorology (IJB), Complementary Therapies in Medicine (CTIM), Journal of Alternative and Complementary Medicine (JACM) の3つが候補でした．インパクトファクター(IF)を基準に考慮し，3つのIFがそれぞれ2.309，1.935，1.395でしたので，この順番を投稿先の優先順位と考えました．

Q8 投稿からアクセプトまでの道のりは？

A. 1番はじめにIJBに投稿しましたが，雑誌の焦点や読者の興味から少し異なるとの理由でリジェクトされました．次に，CTIMへ投稿しましたが，研究デザイン（ランダム化比較試験でないこと）が主な理由でリジェクトされました．これにめげずに，3度目のトライをJACMへ行いました．最初の投稿から5カ月過ぎていました．また，雑誌に合わせて原稿の修正が必要になりましたので，頑張りどころでした．アクセプト通知がメールで届いたときは非常に嬉しく思いました．手直しを2度要求されましたが，ゲラ（校正刷り）ができ上がっていくにつれてさらに嬉しさが込み上げてきました．自分の論文が掲載された別刷りが手元に届き，PubMedでも掲載されると誇らしい気持ちになりました．

Q9 今回の研究から生まれた新たな疑問は？

A. 本研究では，水中訓練により下肢機能とQOLが改善することを調査しましたが，下肢機能の変化量とQOLの改善度を比較しておりません．今後は，下肢機能が改善することでQOLへ影響するのかについても研究を進めていきたいと思います．また，上肢機能や脳機能（認知機能）等への効果も調査したいと思っています．

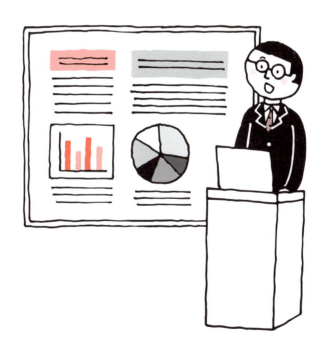

松元先生の研究の流れ

― きっかけ ―

水中訓練は
患者さんに好評だが，
効果の検証は
なされていない

→ きちんと検証
してみよう！

研究準備(2カ月)

情報収集
- キーワード，研究デザイン，対照とする治療等を検討しながら文献検索
- 関連学会の先生からアドバイスをもらう

研究費用
- 関連学会の助成を得る

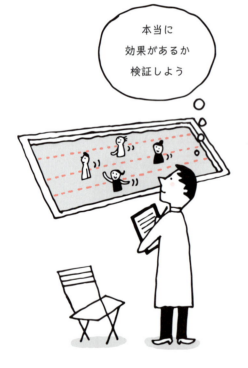

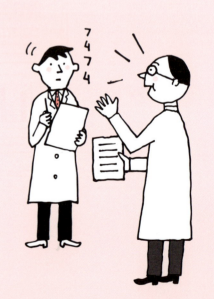

研究実施（12ヵ月）

研究中
- 患者さんへの不利益を考慮し，研究デザインを計画する
- 1人ひとりに付き添いQOLを評価

結果

QOLが8項目すべてで改善した

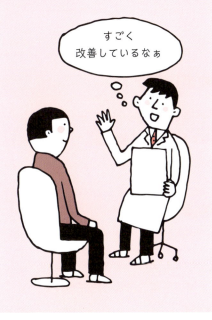

すごく改善しているなぁ

研究発表（6ヵ月）

学会発表
- グラフを用いてわかりやすい発表を心がけた結果多くの質問に恵まれた

論文投稿
- 世界に向け発信するため英文誌に
- IJB，CTIM，JACMに投稿

手直しの末，JACMでアクセプト

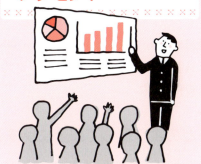

今後の課題

下肢機能改善のQOLへの影響や，上肢機能，脳機能への効果も調査したい

理学療法士編

髙野吉朗先生　　国際医療福祉大学福岡保健医療学部 理学療法学科

研究テーマ: 男性高齢者の下肢筋力と運動能力向上を目的とした新しい拮抗筋電気刺激付き自転車エルゴメータ運動の開発と効果

/研/究/概/要/

電気刺激を併用した自転車エルゴメータを開発し，健常高齢者に対し週2回6週間行ってもらい，運動機能の改善を明らかにしました．結果は，膝伸展筋力，10m最大歩行速度，開眼片脚立ち，5回椅子立ち上がり，階段昇降等が有意に改善しました．これらから，電気刺激を併用した運動療法の組み合わせは，高齢者に有効であることがわかりました．

Q1 研究のきっかけは？

A. 介護老人保健施設に勤務していた頃，高齢者の筋トレに興味を持っていました．その後，進学した大学院で宇宙飛行士の筋力低下予防の研究に携わりました．そして，この研究で開発した電気刺激を併用する運動法を高齢者の筋トレに利用できないかと考え，近隣の工業大学の先生方と共同でペダル運動中に拮抗筋へ電気刺激を印加させる自転車エルゴメータを製作し，本研究を始めました．

Q2 どのようにして研究に関する情報を集めましたか？

A. "高齢者の筋トレ"，"電気刺激"，"自転車エルゴメータ"に関する文献を検索しましたが，類似した研究の和文は少なく，多くは英文を入手しました．中でも，電気刺激に関して，慣れない工学系論文を理解することは大変苦労しました．

Q3 研究に必要な症例，時間，費用等はどのようにして確保しましたか？

A. 研究費は共同研究者が獲得した科研費で確保できましたが，対象者への謝礼金や保険料，医学検査費用等多くの費用がかかることが予想されたので，まずは予備的研究と位置づけて，対照群を設けない介入前後での改善効果を確認する研究としました．

Q4 研究中に苦労した点，その解決方法は？

A. 最も心配だったのが，対象者の身体に異常が出ずに研究を終了できるかという点でした．共同研究者の医師に医学的管理を，工業大学の先生に電気刺激機器の製作と管理をお願いしました．この経験を通じ，他職種との連携の重要性を感じました．

Q5 研究結果は，仮説どおりのものでしたか？

A. 脊髄損傷下肢不全麻痺に対する電気刺激自転車エルゴメータ運動の研究に関する先行文献を読み，高齢者でも可能性はあると予想していましたが，一部は有意な改善は認められませんでした．原因は対象者数が少ないこともあり，対象者が増えれば新しい発見もあると考えています．

Q6 学会発表にあたって，わかりやすく伝えるために工夫した点は？

A. 2016年のアジア理学療法学会で発表しました．研究者によって電気刺激のパラメータは異なり，標準化されていませんので，私が用いた電気刺激条件を詳細に説明することを心掛けました．中でも，ペダリング中の電気刺激のタイミングは，イラストを用い工夫しました．

Q7 投稿雑誌はどのように決定しましたか？

A. 多くの方に読んでもらうために，英文雑誌への投稿を決めました．投稿先は，"高齢者"，"運動"，"電気刺激"の観点から数誌を検討しました．初めに投稿した高齢者医療系の雑誌からはリジェクトされました．次は視点を変え，工学の数式を多く載せ，オランダの高齢者工学系の雑誌に投稿し掲載されました．

Q8 投稿からアクセプトまでの道のりは？

A. まずは英文で書くのに約3カ月要しました．最初の投稿雑誌から英文の不備を受け，英文校閲会社に依頼しました．一般に海外雑誌の投稿の多くはオンラインですが，慣れていないと作業中は不安になります．投稿方法の手順がわからなかったり，多くの質問項目に答えたりなど，大変苦労します．3回目の修正投稿でアクセプトをいただきましたが，レビュアー（査読者）からの指摘は厳しく，何度か諦めかけました．初回投稿から約1年半かかりましたが，掲載雑誌が送られてきたときには，大変嬉しい気持ちになりました．

Q9 今回の研究から生まれた新たな疑問は？

A. 今回の研究結果では，電気刺激の影響は十分示されていません．現在，対照群を設定した研究を継続していますので，課題を明らかにしていきたいと考えています．臨床において，電気刺激と運動療法の併用が広く浸透するように研究を進めていきたいと思います．

髙野先生の研究の流れ

― きっかけ ―

宇宙飛行士の筋力低下予防の研究に携わる

→この研究で開発した電気刺激を併用した運動法が高齢者にも利用できるのでは？

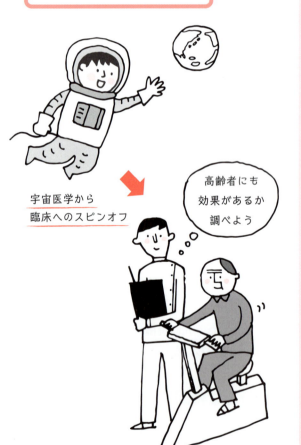

宇宙医学から臨床へのスピンオフ

高齢者にも効果があるか調べよう

研究準備(6カ月)

情報収集
・英文中心に文献検索
→工学系論文の理解に苦労した

研究費用
・科研費を確保するも，多くの費用がかかることが予想される
→まずは予備的研究として，対照群を設けずに

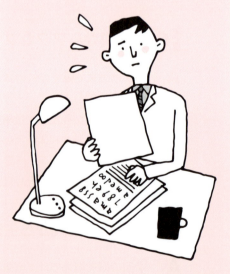

研究実施(3カ月)

研究中
・対象者の身体に異常が出ないか心配……

他職種との連携が重要

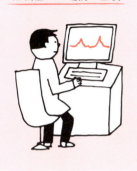

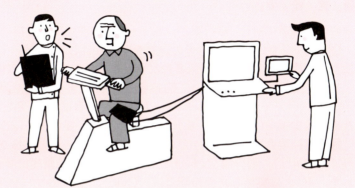

他職種との連携によって,体調をしっかり管理できた！

研究発表(18カ月)

学会発表
・電気刺激条件の説明を詳細に
・電気刺激のタイミングをイラストでわかりやすく

修正を重ね,3回目の投稿でアクセプト

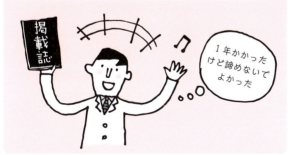

1年かかったけど諦めないでよかった

論文投稿
・多くの人に読んでもらえるよう英文誌へ
→英文での執筆,投稿に苦労する

今後の課題

対照群を設定した研究を継続中.電気刺激と運動療法の併用を浸透させたい

作業療法士編

北島栄二先生
国際医療福祉大学福岡保健医療学部 作業療法学科

研究テーマ：高齢者通所施設を利用する要介護高齢者における歩行車とシルバーカーの使用実態と満足度

/研/究/概/要/

　要介護高齢者に対し，歩行車とシルバーカーの使用実態と福祉用具満足度（以下，QUEST 2.0）を調査し，その課題を明らかにしました．

　まず要介護度ごとの施設利用者数と歩行車・シルバーカーの使用者数を把握し，次にQUEST 2.0 を用いて面接調査を行いました．結果，施設利用者1,247名のうち，歩行車とシルバーカーの使用者は，44名と53名でした．歩行車は要支援2(29.5％)，要介護2(27.3％)，要介護1(20.5％)の順に多く，最重度は要介護4(2.3％)でした．シルバーカーは要支援2(30.2％)，要介護1(26.4％)，要介護2(18.9％)の順に多く，最重度は要介護3(7.5％)でした．40名に実施した面接調査は，QUEST 2.0のサービススコアは，歩行車群がシルバーカー群に比べ有意に高値を示しました．

　課題は，要介護状態になってもシルバーカーを使用し続けており，シルバーカー群は「修理とメンテナンス」，「アフターサービス」に不満を持っていることです．適合へセラピストが関与する，アフターフォローをメーカーから受けやすくする等の対策が必要と考えられます．

Q1 研究のきっかけは？

A. 介護保険制度では，要介護高齢者に対する歩行補助具として歩行車が貸与されており，その適合やアフターフォローは介護支援専門員と福祉用具専門相談員が担っています．しかし要介護者の中には，本来は一般高齢者向けに量販店で販売されているシルバーカーを使用している方も少なくありません．歩行能力と不適合なシルバーカーを要介護高齢者が使用し続けることは，転倒リスクを高めることにつながります．歩行補助具の適合にかかわる作業療法士として，また，厚生労働省に勤務して福祉用具サービスの改正にかかわった経験から，何らかの対策が必要と考えました．そこで，本研究では高齢者通所施設を利用している要介護高齢者の歩行車とシルバーカーの使用実態と満足度を調査し，その課題を明らかにすることを目的としました．

Q2 どのようにして研究に関する情報を集めましたか？

A. 歩行車については，厚生労働省が報告した資料から，貸与件数等の情報を収集しました．シルバーカーについては，福祉用具のメーカーから流通をつなぐ唯一の業界団体である日本福祉用具・生活支援用具協会（JASPA）が報告した資料を用い，出荷台数等の情報を収集しました．また，福祉用具の性能（福祉用具スコア）と付帯する人的サービス（サービススコア）をそれぞれ評価できる QUEST 2.0 について，翻訳版が出版され，数年前から徐々に国内研究の報告が増え始めた状況でした．そこで英文誌で QUEST 2.0 に関する文献検索を行い，その研究デザインを学びました．この文献検索を十分に行ったことが，確固とした研究計画の立案につながったと思います．

Q3 研究に必要な対象者，時間，費用等はどのようにして確保しましたか？

A. 対象者については，計画段階を超える施設利用者 1,247 名に関して，歩行補助具の使用者数を把握できました．多くの対象者が得られた理由として，まずは調査フィールドの老人福祉施設協議会へ説明をして協力をいただけたこと，そして，研究結果が臨床現場へ直接に還元できる内容であったことだと思います．時間については，通常業務の範囲で行うことができましたので，確保するための苦労はあまりありませんでした．また費用については，幸いにも，文部科学省の科学研究費助成事業（科研費），基盤研究（C）の採択をいただきましたので，十分に確保できました．研究を実施するにあたり，時間と費用は研究者の裁量で調整・調達ができると思います．日頃から，効率的なスケジュール調整や競争的資金情報の収集を念頭に置き，少しでもよい研究環境をつくれるよう努めています．

Q4 研究中に苦労した点，その解決方法は？

A. 当初より英文誌への投稿を予定していましたので，まずわが国独自の用具であるシルバーカーの表現に苦労しました．解決方法として，執筆経験が豊富な共同研究者からアドバイスをもらい，海外でも理解してもらえるように，シルバーカーを"ショッピングカート"と書き表す工夫をしました．そのおかげで，シルバーカーの性能等を取り違えることなく，査読者に理解していただけたと思います．次に，歩行車の定義については国際的な規格である ISO9999（福祉用具の分類と用語）を用いて明確にし，シルバーカーについても歩行車と対比した記載を加えました．その過程では，福祉用具の国際規格に明るい JASPA，福祉用具に関する調査研究および開発等を実施する公益財団法人テクノエイド協会等，業界団体の有識者へヒアリングを重ね，解決策を探し得ました．

Q5 研究結果は，予測どおりのものでしたか？

A. シルバーカーの使用実態については，予測したとおり，要介護状態になっても多くの方がシルバーカーを使用し続けている実態が把握できました．これまで，定量的に実態を把握した研究報告は見当たりませんでしたので，新規性がある結果を得られたと思います．また，QUEST 2.0 については，歩行車群とシルバーカー群の間で福祉用具スコアに有意差が認められないことより「シルバーカー使用者が，専門家の指導・助言を受けずにシルバーカーを使い続けていることで，その使い心地の変化やその危険性等に気づいていない」という可能性が考えられます．歩行補助具の適合を提言するうえで，意義がある結果を得られたと思います．

Q6 学会発表にあたって，わかりやすく伝えるために工夫した点は？

A. 歩行補助具にアプローチするセラピストの中にも，歩行車とシルバーカーについて，その性能等の違いを十分に理解されていない方が少なくないようです．研究者の思いだけでなく，第三者的に背景を述べることに努めました．具体的には，歩行車とシルバーカー，この2つの用具の違い（構造と性能，流通経路等）を明確に対比させた図を作成しました．この図を作成したことで，研究の背景と意義を効果的に伝えることができたと思います．

Q7 投稿誌はどのように決定しましたか？

A. 最初に投稿した英文誌は，Assistive Technology（支援技術）を促進する国際的な学術誌である Disability and Rehabilitation です．研究計画立案の文献検索で QUEST2.0 を用いた研究報告が多く掲載されていたことから，投稿を決定しました．残念ながら，結果は不採択でしたが，関連する学術誌 Disability and Rehabilitation；Assistive Technology への投稿を，編集長から勧められました．もとより，福祉機器に関する研究報告を専門に掲載しているこの関連誌は知っておりましたので，渡りに船とばかりに，新規の投稿を決定しました．いうまでもなく，学術誌の刊行目的は投稿先を選択するにあたり重要です．関連する学術誌の目的と私の研究が一致していることを示していただいた編集長に対し，大変感謝しています．

Q8 投稿からアクセプトまでの道のりは？

A. 最初の投稿先の編集長より勧められた学術誌へ新規の投稿をし，査読の先生からいくつかの修正点をご指摘いただきました．特に時間を要した修正は，調査対象の機器である歩行車とシルバーカーに関し，その定義や対象とする機器の範囲を明確にすべきとの指摘でした．先に述べた通り，ISO9999 を用いて修正を加えました．そうして3回目の再投稿で，ようやく待望のアクセプトに至りました．わが国独自の用具であるシルバーカーに関する研究報告が，福祉機器を専門とする英文誌に掲載いただいたこと，大変光栄に感じています．

Q9 今回の研究から生まれた新たな課題は？

A. 今回の研究では，要介護度をもとに，歩行補助具の適合を考察しました．しかし，要介護度から示される一般的な状態像だけでは，使用者個々の能力についての言及はできません．そのため，実際に能力を定量的に把握する必要が生じました．その点を課題としてとらえ，すでに継続研究に着手しています．歩行補助具の適合について，個々の能力の定量的把握により得られる結果が臨床現場へ還元できるよう，一貫した目的を持って研究を進めています．

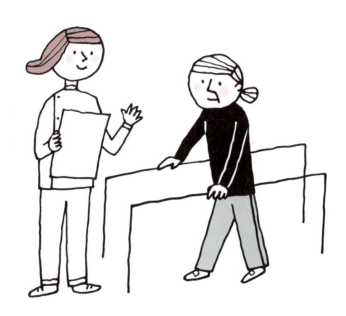

北島先生の研究の流れ

― きっかけ ―

歩行能力に合わない
シルバーカーを
使用する高齢者が
少なくない

→ 満足度を調査して，課題を明らかにしよう！

研究準備（12カ月）

情報収集

・厚労省，JASPA の資料で情報収集
・QUEST2.0 の研究デザインを文献で学ぶ

十分な文献検索が，計画立案につながった

研究計画

・研究フィールドへの説明，現場に活かせる研究で多くの対象者を確保

日頃のスケジュール調整や情報収集で、よい研究環境を

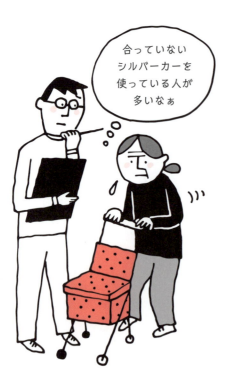

合っていないシルバーカーを使っている人が多いなぁ

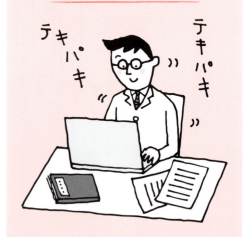

テキパキ

研究実施（6カ月）

研究中
・日本独自のシルバーカーを英文でどう表現するか
→"ショッピングカート"とすることで理解してもらえるように

結果
・予測通り，要介護状態でも多くの人がシルバーカーを使用している

これまでに報告されていない，新規性のある結果を得られた！

 →
シルバーカー　　ショッピングカート

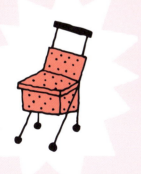

研究発表（12カ月）

学会発表
・歩行車とシルバーカーの違いを，図を用いて明確に

研究の背景と意義を効果的に伝えられた

論文投稿
・最初に投稿した雑誌からはリジェクト→しかし，別の雑誌を紹介される．

3回目の投稿で待望のアクセプト！

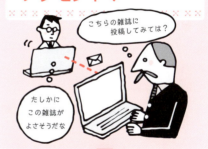

今後の課題
次は個々の能力を定量的に把握する方法をみつけよう！

索　引

あ

アウトカム ……………… vi, 32
アカデミア …………… 23, 50
アクセプト …… vi, 125, 127
アメリカ国立衛生研究所（NIH）
　…………………………………… 69
安全管理 ………………………… 34

い

医学中央雑誌 ………………… 114
医学文献検索データベース・16
意匠権 …………………………… 24
委託研究 ………………………… 53
一次情報 ………………………… 53
一次文献 ………………………… 12
一相試験 ………………………… 39
一般審査 ………………………… 83
遺伝子治療臨床研究に関する指
　針 ………………………………… 70
医の国際倫理綱領 …………… 67
医の倫理 ………………………… 66
医薬統計学 …………………… 36
医薬品の臨床試験の実施の基準
　に関する省令 ……………… 71
医薬品副作用被害救済制度
　…………………………………… 87
医療機器アイデアボックス
　…………………………………… 52
インパクトファクター（IF）
　……………………… vi, 13, 114
インフォームド・アセント
　…………………………………… 85
インフォームド・コンセント
　（IC） …………… vi, 60, 69, 79
引用文献 ……………………… 124

う

後ろ向きコホート …………… 31

え

英文抄録 ……………………… 123
疫学研究に関する倫理指針
　…………………………………… 73
エビデンスレベル …………… 32
演題採否通知 ………………… 99
演題登録 ………………………… 99
演題登録期間 ………………… 97
エンドポイント ……………… 83

お

横断研究 ………………… vi, 31
オープンイノベーション … 51
オプトアウト ………………… 86
オンライン投稿 …… 124, 126
オンライン翻訳サービス … 21

か

改ざん ……………………… 73, 93
解析 ………………………………… 4
介入 ………………………………… 83
介入研究 ……… vi, 31, 60, 79
開発型製薬企業 ……………… 51
改良特許 ………………………… 27
学術雑誌 ……………………… 113
科研費（科学研究費補助金およ
　び学術研究助成基金助成金）
　…………………………………… 43
　──の研究種目 …………… 44
仮説 …………………………… 2, 4, 38
仮説検証型 ……………………… 2
仮説生成型 ……………………… 2
学会誌 ………………………… 112
学会発表 ……………………… 107
各国への移行 ………………… 27
カバーレター ………………… 124
加法モデル …………………… 41
監査 …………………………… 87, 92
観察研究 ………… vi, 31, 81
願書 ……………………………… 26

き

キーワード検索 ……………… 13
機器・設備費 ………………… 47
技術移転 ………………………… 23
技術移転機関（TLO） … 23, 50
技術立国 ………………………… 25
キャリブレーション ………… 9
級内相関係数 ………………… 34
京大式カード B6 判 ……… 21
共著者 ………………………… 122
共同演者 ……………………… 97
共同研究 ………………………… 53
共同研究契約 ………………… 55
共同研究者 …………………… 46
共有特許 ……………………… 55
拒絶理由 ………………………… 24

く

クリニカルクエスチョン … 29

け

結果 …………………………… 123
結論 …………………………… 123
ゲルシンガー事件 …………… 89
研究 ………………………………… 2
　──の終了 …………………… 61
　──の中止・中断 ………… 62
　──の立案 …………………… 2
研究期間 …………………… 30, 47
研究疑問 ………………………… 2
研究協力費 …………………… 48

研究計画 29, 46
研究計画書 79
研究実施の変更 62
研究者のための助成金応募ガイド 44
研究助成期間 43
研究助成金 42
研究助成金公募 42
研究成果の権利化 23
研究体制 46
研究代表者 46
研究テーマ（題名） 45
研究デザイン 31, 36, 38
研究内容 46
研究費の不正使用・不正受給 73
研究費用の概算 43
研究不正 92, 118
研究予算 34
研究論文 112
健康被害の補償 61
原稿本文 123
検索アラート 21
健常者 82
原著 117

こ

口演 99
考察 123
公知 28
口頭発表 102
交絡因子 33
国際医学雑誌編集者委員会（ICMJE） 122
国際医学団体協議会（CIOMS） 68
国際出願 26
国際倫理指針 68
個人情報 80, 85
コホート研究 vi, 31

根拠に基づく医療（EBM） vi, 11, 36

さ

再現性 9
再審査 84
再生医療等の安全性の確保等に関する法律 70
再投稿 125
雑費 48
査読 112
査読委員 116
査読委員長 116
査読規定 117
査読システム 116
産学官連携 54
産学官連携本部 23, 50
産学連携 50
産学連携マッチングシステム 51
参加者の不利益 34
産業界 50
産業財産権 24
三者連携 51
三相試験 39
サンプルサイズ 32, 83

し

シーズ 51
シームレス 3
時間帯 5
自己実施料 55
システマティック・レビュー vi
次世代医療産業化フォーラム 52
質疑応答 107
実施可能 26
実施料 54
実用新案権 24
謝金 48

謝辞 124
重症度評価 60
重心 10
重大な副作用の報告 70, 71
重篤な有害事象 60, 86
受託研究 54
出願手続き 26
出願人 26
出版規範委員会（COPE） 117
ジュネーブ宣言 67
守秘義務 93
傷害保険 34
商業誌 112
条件付き承認 84
小訂正 125
商標権 24
情報収集 3
消耗費 48
症例報告 117
抄録（abstract） 97, 112, 122
職務発明 26
緒言 123
助成財団 44
書籍・雑誌検索 13
新規性 26, 52
侵襲 vi, 60, 83
迅速審査 83
進歩性 26
信頼性 9, 34, 117

せ

請求項 26
製品販売企業 51
生物統計学 36
世界医師会（WMA）のガイドライン 67
世界知的所有権機関（WIPO） 27
世界保健機関（WHO） 68

セカンダリーエンドポイント
　　………………………… 83
責任著者 ………………… 122
専門用語 ………………… 10

そ

総説 ……………………… 117
想定質問 ………………… 107
ソウル宣言 ……………… 68
足関節戦略 ……………… 7

た

対照群 …………………… vi
代諾者 …………………… 84
大訂正 …………………… 125
代理人 …………………… 26
妥当性 …………………… 34
多変量解析 ……………… 41
探索的データ解析 ……… 40
単変量解析 ……………… 41
短報 ……………………… 117

ち

チェックリスト ………… 121
治験 ……………………… 39
知的財産 ……………… 23, 24
知的財産基本法 ………… 23
知的財産権 ……………… 24
知的財産戦略大綱 ……… 23
知的財産担当部署 ……… 26
知的財産本部 ………… 23, 50
中止・脱落基準 ………… 62
著作権 …………………… 24
著者 ……………………… 121
著者検索 ………………… 13

て

ディオバン（バルサルタン）事件
　　…………………… 89, 91
定性的 …………………… 5
定量的 …………………… 5

データ管理 ……………… 39
データ収集 ……………… 39
電子ジャーナル ………… 124

と

同意説明文書 …………… 79
動画 ……………………… 103
統計解析計画 …………… 38
投稿規定 ………… vi, 113, 120
投稿先 …………………… 112
投稿方法 ………………… 124
盗用 ………………… 73, 93
独占排他権 ……………… 25
独創性 …………………… 117
特定不正行為 …………… 93
匿名化 …………………… 85
特許 ……………………… 23
特許協力条約（PCT）…… 27
特許権 …………………… 24
特許権者 ………………… 25
特許公開制度 …………… 52
特許査定 ………………… 24
特許出願 ………………… 24
特許性 …………………… 24
特許庁 …………………… 24
特許発明 ………………… 24

に

ニーズ …………………… 51
二次文献 ………………… 12
二重投稿 ………………… 93
二相試験 ………………… 39
日本医療研究開発機構
　　（AMED）………… 52, 76
日本運動器科学会 ……… 44
日本学術会議 …………… 91
日本言語聴覚士協会 …… 45
日本作業療法士協会 …… 45
日本製薬工業協会 ……… 91
日本理学療法士学会 …… 44

日本リハビリテーション医学会
　　専門医会研究補助金 … 44
ニュルンベルク綱領 …… 67
ニュルンベルク国際軍事裁判
　　………………………… 66

ね

ネイティブチェック …… 123
ネガティブデータ ……… 34
捏造 ………………… 73, 93

は

パーシバルの倫理綱領 … 67
バーモントの倫理綱領 … 67
バイアス …………… vi, 33
バイオ統計学 …………… 36
発明自体の代替性の有無 … 26
発明者 …………………… 26
バナー …………………… 104
バンクーバースタイル … 122

ひ

比較研究 ………………… 32
被験者 ………………… 9, 79
筆頭演者 ………………… 96
筆頭著者 ………………… 121
ヒトゲノム・遺伝子解析研究に
　　関する倫理指針 …… 70
人を対象とする医学系研究に関
　　する倫理指針 ……… 57, 70,
　　73, 92
批判的吟味 ……………… 12
ヒポクラテスの誓い …… 67
秘密保持契約（NDA）… 52
評価 ……………………… 5
評価項目 ………………… 83
評価時間 ………………… 9
標準偏差 ………………… 8
非ランダム化比較試験 … vi, 32
品質管理（quality control）
　　………………………… 92

ふ

品質保証（quality assurance）
　…………………… 92
フォーマット ………… 126
不実施補償料 ………… 55
物質特許 ……………… 28
不適切なオーサーシップ … 93
プライマリーエンドポイント
　………………………… 83
プレゼンテーション …… 105
プロシア帝国の宗教・教育・医療省令 ……………… 67
プロトコル（研究計画書）
　……………… vi, 31, 57
文献引用 ……………… 124
文献検索 ……………… 11
文献レビュー ………… 11

へ

ヘルシンキ宣言 …… 68, 90
ベルナールの実験医学研究序説
　……………………… 67
ベルモント・レポート … 69
編集委員長 …………… 126
ヘンリー・ビーチャー … 69

ほ

冒認出願 ……………… 52
方法 …………………… 123
保険診療 ……………… 35
保守点検 ……………… 9
補償 …………………… 86
補助金 ………………… 42
ポスター …………… 99, 104

ま

前向きコホート ……… 32
マドリッド宣言 ……… 68

め

明細書 ………………… 26
メタアナリシス ……… vi

も

目的 …………………… 123
モニタリング …… 70, 71, 87, 92
ものづくり企業 ……… 51
問題提起 ……………… 38

ゆ

有害事象 …………… 60, 86
優先権 ………………… 26

よ

要因 …………………… 7
用途特許 ……………… 27
要約書 ………………… 26
予行演習 ……………… 107
予算 …………………… 47
四相試験（市販後調査）… 39

ら

ライセンス …………… 26
ライセンス収入 ……… 55
ランダム化比較試験（RCT）
　…………………… vi, 32

り

利益相反（COI） …… vi, 86, 90, 118
　――の開示 ………… 91
利益相反（COI）マネージメント
　……………………… 91
リサーチ・クエスチョン … 80
リジェクト …… vi, 125, 127
リスボン宣言 ………… 68
旅費 …………………… 48
リンクリゾルバ ……… 21

臨

臨床研究 ……………… vi
臨床研究コーディネーター（CRC） ……… vi, 59, 75
臨床研究に関する倫理指針
　……………………… 73
臨床研究保険 ……… 34, 86
臨床試験 ……………… 37
　――のプロセス …… 37
臨床試験実施計画書 … 38
臨床統計学 …………… 36
倫理指針 …………… 66, 79
　――のガイダンス … 83
倫理審査 ……………… 79
倫理審査委員会 … 34, 66, 79
倫理審査申請書 ……… 79
倫理的配慮 …………… 34

れ

レフェリー …………… 116
連結可能匿名化 …… 59, 86

ろ

ロジスティック回帰モデル
　……………………… 41
論文化 ………………… 112
論文作成 ……………… 112
論文タイトル ………… 121
論文投稿 ……………… 120

わ

割り付け ……………… 34

欧文

abstract ……………… 122
AMED …………… 52, 76
APA（アメリカ心理学会）方式
　……………………… 120
CIOMS ………………… 68
CITI …………………… 75
CITI Japan …………… 74
COI ………… vi, 86, 90, 118

147

COPE ……………… 117	ICR web ……………… 75	OTseeker ……………… 20
CRC ……………… vi, 59, 75	IF ……………… vi, 13, 114	PCT ……………… 27
EBM ……………… vi, 11, 36	J-STAGE ……………… 15	PECO ……………… 81
eL-CoRE ……………… 76	k 係数 ……………… 34	PEDro ……………… 20
e-learning ……………… 75	MeSH ……………… 13	PICO ……………… 81
EndNote ……………… 21	Minds ……………… 20	PMC（PubMed Central）… 17
e-Training center ……… 74	minimum difference ……… 34	PowerPoint ……………… 103
FINER の基準 ……………… 81	MLA（アメリカ現代言語協会）方式 ……………… 120	PubMed ……………… 17, 114
Good Clinical Practice（GCP）……………… 69	NDA ……………… 52	RCT ……………… vi, 32
Google Scholar ……… 15	OJT（On the Job Training）……………… 74	STAP 細胞事件 ……… 89, 93
ICMJE ……………… 122		TLO ……………… 23, 50
		WIPO ……………… 27

| リハ研究の進め方・まとめ方 | ISBN978-4-263-21875-4 |

2017年5月15日　第1版第1刷発行

編著者　志　波　直　人
発行者　白　石　泰　夫
発行所　医歯薬出版株式会社

〒113-8612　東京都文京区本駒込1-7-10
TEL. (03)5395-7629(編集)・7616(販売)
FAX. (03)5395-7609(編集)・8563(販売)
http://www.ishiyaku.co.jp/
郵便振替番号　00190-5-13816

乱丁，落丁の際はお取り替えいたします　　　印刷・教文堂／製本・皆川製本所
© Ishiyaku Publishers, Inc., 2017. Printed in Japan

本書の複製権・翻訳権・翻案権・上映権・譲渡権・貸与権・公衆送信権(送信可能化権を含む)・口述権は，医歯薬出版(株)が保有します．

本書を無断で複製する行為(コピー，スキャン，デジタルデータ化など)は，「私的使用のための複製」などの著作権法上の限られた例外を除き禁じられています．また私的使用に該当する場合であっても，請負業者等の第三者に依頼し上記の行為を行うことは違法となります．

JCOPY　<(社)出版者著作権管理機構　委託出版物>

本書をコピーやスキャン等により複製される場合は，そのつど事前に(社)出版者著作権管理機構(電話 03-3513-6969, FAX 03-3513-6979, e-mail：info@jcopy.or.jp)の許諾を得てください．